命を守る「すい臓がん」の新常識

The New Rules to Save Lives from Pancreatic Cancer

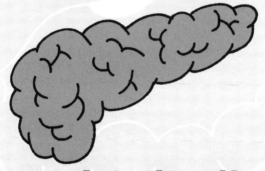

ＪＡ尾道総合病院副院長
花田敬士

はじめに

近年になって、**すい臓がん**で亡くなる人のニュースをよく耳にするようになりました。

著名人だけを見ても、すい臓がんでこの世を去った方がしばしば話題になります。最近では、政治家の石原慎太郎さん、女優の八千草薫さん、漫画家のさいとうたかをさん、歌手のかまやつひろしさん、ロックバンドのシーナ＆ザ・ロケッツのギタリスト鮎川誠さんといった方々が挙げられます。

海外でも、少し古い例も含めれば、アップル社の創業者であるスティーブ・ジョブズ氏のほか、日本人になじみの深い声楽家のルチアーノ・パヴァロッティさん、１９６４年東京オリンピック女子体操金メダリストでチェコスロバキア（現・チェコ共和国）の民主化に力を尽くしたベラ・チャスラフスカさん、映画音楽の作曲家ヘンリー・マンシーニさんなど、そうそうたる顔ぶれがすい臓がんでこの世を去りました。

なかでも、2016年に元横綱千代の富士の九重親方が61歳で急死したニュースは、多くの人を驚かせました。あれほど筋骨隆々でたくましい人でもすい臓がんには勝てなかったのです。

野球界でも、中日ドラゴンズや日本代表の監督を務めた星野仙一さんが、2018年に70歳で亡くなっています。

50代ですい臓がんに倒れた人もいます。2015年には歌舞伎役者の10代目板東三津五郎さんが59歳で、2021年には作家の山本文緒さんが58歳の若さで他界しています。

がんのなかでも予後が悪いすい臓がん

かつて、がんは「不治の病」と呼ばれて恐れられてきましたが、医学の進歩により、適切な治療を受けることでがん患者の生存率は上がってきました。がんを克服した、いわゆる「がんサバイバー」が社会復帰したという話も、今では珍しくありません。

ところが、ことすい臓がんに限ってみると、そうした幸運な例は多くはありません。

「見つかったときにはすでに手遅れ」

「すい臓がんが見つかって、あっという間に亡くなってしまった」

とよくいわれ、いまだに「不治の病」のイメージがつきまとう怖いがんだと考えられています。

家族や親戚、身近な友人・知人にすい臓がんで亡くなった人がいると、さらにそのイメージは強固なものとなることでしょう。


すい臓がんの怖さはデータにも現れています。

患者数は近年増え続けており、男女とも50代後半から年齢とともに増加する傾向があります。国立がん研究センターが発表した「がんの統計2023」によると、2019年に新たにすい臓がんと診断された人の数は4万3865人。2021年にすい臓がんで亡くなった人は3万8579人に達しました。

この死亡者数は、あらゆる部位のがんのなかで4番目に多く、男性では肺、胃、大腸に次いで第4位、女性では大腸、肺に次ぐ第3位となっています。

また、すい臓がんと診断された人の数に対して亡くなった人の数の比率が高いことにも、このがんの怖さが現れています。

がんに対する治療効果を示す数字として、よく使われるのが「**5年生存率**」です。すい臓がんの怖さはこの5年生存率の低さにも現れています。

2009年〜2011年に何らかのがんと診断された人全体の5年生存率は64・1%でしたが、すい臓がんはわずか**8・5%**だったのです。

つまり、がん全体を見ると、診断された人の6割以上が5年後も生きているのですが、すい臓がんに限って言えば1割に満たないことを意味します。

すい臓がんが厄介なのは、がんが増殖して周囲に広がっていこうとする力が強く、周囲の臓器を巻き込んだり、転移しやすい点にあります。手術でがんを切除することが唯一の根治手段であるものの、早期発見が難しいために、診断時に手術ができる患者さんは3割程度にとどまります。

たとえ手術ができたとしても、再発することが少なくありません。

治療効果や病状進行の見通しを「**予後**《よご》」と呼びますが、予後がよくないのもすい臓がんの特徴なのです。

すい臓がんを早期発見するための取り組み

しかし、この怖いすい臓がんで悲しむ人を少しでも減らすために、できることがあります。それは、できる限り早い時期にがんを発見することです。

「**超早期発見**」ができれば、多くの場合、手術で根治することが可能になります。

すい臓がんの5年生存率が低いのは、これまで早期発見が難しかったことも大きな理由でした。見つかったときには、すでにある程度がんが進行してしまっていることから、完治できないケースが多かったのです。

そこで私の住む広島県尾道市では、こうした状況を打開するために、世界に先駆けて、すい臓がん早期発見のための病診連携（病院と診療所の連携）プロジェクト、通称「**尾道方式**」を立ち上げました。

このプロジェクトで重要な点は、すい臓がんの危険因子をもつ患者さんに、かかりつけ医や身近な診療所で腹部エコー（超音波）などの画像検査を定期的に受けていただき、疑わしい症状が見られた場合には、積極的に中核病院で詳しい検査を行うという取り組みです。

この取り組みの結果、すい臓がんの早期診断例が増え、5年生存率が改善されるといった目に見える成果が現れるようになりました。

私が勤めるＪＡ尾道総合病院では、２０１７年に診断されたすい臓がん患者さんの5年生存率は**約20％**に達しています。

そして、「超早期発見」とも言える「**ステージ0**」での発見が可能になると、5年生存率はさらに高まることが分かっています。日本膵臓学会によると、ステージ0で発見し手術をした場合の5年生存率は、**約85％**にも上るのです。

怖いがんに変わりはありませんが、ここにすい臓がん克服の希望があるといってよいかもしれません。

地元密着の地方ならではのプロジェクト

すい臓がんを早期に発見するには、かかりつけ医と中核病院がうまく連携して、いわゆる病診連携を進めることが大切です。

尾道の総合病院で診療している立場からすると、「尾道方式」がここまで成果を上げることができたのは、地元の医師会の先生方の協力があってこそだと考えています。

尾道のような地方都市では医師会が地元に密着しており、私が所属する勤務医部会と開業医の先生方が属する開業医部会は、部会こそ分かれていますが、それぞれの意見を率直に述べることのできる雰囲気が醸成《じょうせい》されています。

立場が違っても、同じ目標に向かって知恵を出し合って、お互いに意見交換しながら進めていくというのが、病診連携のプロジェクトを成功させるカギになってきます。

私が知る限り、このように中核病院と診療所がタッグを組んで進めてきたプロジェクトは、それまでは日本には存在しませんでした。

いや、おそらく世界のどこにもなかったと思います。

海外の医師に「尾道方式」の説明をすると、

「どうして専門医と一般医がコラボレーションできるのか？」

「日本の医師会というのは、よく分からないね。組合なの？」

というのが当たり前の反応です。

「価値観を共有して、同じ地域で診療しているなら仲良くやりましょうという組織ですよ」

と答えるのですが、なかなか納得してもらえません。

海外の多くの国では、近所のかかりつけ医と専門病院の先生とは、まったく別の立場にあるため、共同で作業をすることは多くないようです。

そう考えると、「尾道方式」は日本ならではのプロジェクトと言えるかもしれません。

さらに、尾道は大都市に比べると勤務医の医師会入会率が高く、日ごろから開業医とのコミュニケーションがとれているのが特徴です。その点は、同じ日本のなかでも、大都市圏の勤務医の方々の意識とは少し違っているかもしれません。

地方では医師の絶対数が少ないため、勤務医だけですべてをこなすのは困難です。目の前に横たわるさまざまな問題を解決するには、「地元の先生方みなさんの力を借りないと無理だ」という意識が常にあるのです。

そう考えると、「尾道方式」は日本ならではのプロジェクトであるとともに、医師会が地元密着している地方ならではのプロジェクトだと言えるかもしれません。

そして、この「尾道方式」は、今では広島県全域をはじめ、大阪や横浜などの都市部を含んだ日本全国50カ所以上で展開されているのです。


本書は「尾道方式」を立ち上げた私が、すい臓がんをなるべく早く見つけ、このがんで悲しむ方を1人でも減らすために、その知識と体験をまとめたものです。

すい臓の病気が気になる方、すい臓がんに悩む患者さんはもちろん、その家族の方々、この病気になる危険因子を持っている方、そして一般の方に広く知ってもらうことで、社会全体ですい臓がんと戦っていくことができれば、これほど幸せなことはありません。

2024年2月

JA尾道総合病院副院長　花田敬士

contents

第2章 すい臓がんを確実に早期発見する方法 51

第4章

すい臓がんと診断されたらどのような治療があるか

第1章

なぜ、すい臓がんは、こんなにも「怖いがん」なのか？

1 お腹に痛みが出たときには「もう遅い」？

それでも知っておきたいすい臓がんの自覚症状

すい臓がんが怖いのは、初期の段階ではほとんど自覚症状がなく、そのため見つかった時点である程度進行してしまっていることが多い点です。

肝臓も、病気がある程度進まないと自覚症状が起きないことがよく知られています。少々のことでは痛みなどの症状を出さないことから、肝臓もすい臓も「**沈黙の臓器**」と呼ばれています。

私たちがすい臓がんを少しでも早く見つけるためにまずできることは、その自覚症状についてて知っておくことです。

症状が現れるのは病状がある程度進行してからだとしても、なるべく早く検査につなげるためには、自分や身の回りの人にここで紹介する症状がないか注意することが大切です。

自覚症状としてよく見られるのは、**腹部の違和感、背中の痛み、下痢、軟便**などで、最も多い症状が**腹痛**です。

がんが「すい管」を圧迫することで痛みが出る

なぜ、お腹が痛くなるのかというと、がんによって「**すい管**（すい液の流れる管）」が狭くなり、すい液の流れが悪くなることですい臓自体に炎症が起きたり、がんがすい臓の周りにあるお腹の神経を巻き込むことで強い腹痛を起こすためです。

ただし、こうした腹痛の原因がすい臓にあると気がつく人はほとんどいません。多くの人は「胃の不調かな？」と考えて病院を受診します。エックス線や胃カメラで胃を検査しても、当然のことながら異常なしと言われてしまいます。

そして、市販の胃薬を飲んでやり過ごしているうちに、白目や皮膚が黄色くなる**黄疸**《おうだん》が見られるようになり、ようやくすい臓がんを疑うケースも多くあります。原因不明の長引

【すい臓は胃の裏側にある】

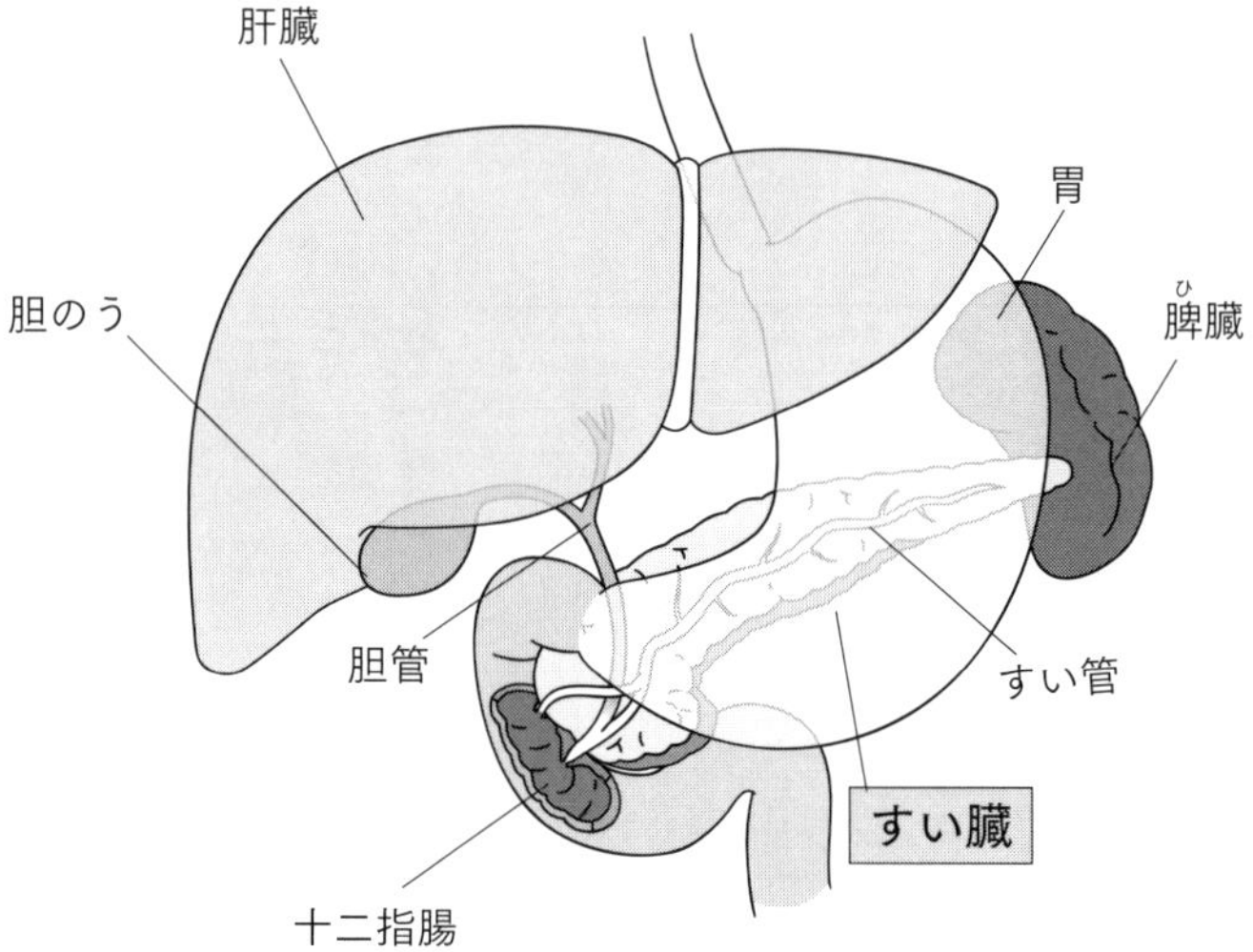

すい臓がんの主な自覚症状

- **腹部の違和感**
- **背中の痛み**
- **下痢、軟便**
- **腹痛**
- **黄疸《おうだん》**

すい臓は胃の裏側に位置する。すい臓がんが進行すると、腹痛や背中の痛みが生じることがあるが、それがすい臓の症状だとすぐ気がつく人は少ないく腹痛は要注意です。

この場合、なぜ黄疸が起きるのかというと、肝臓で作られた**胆汁**という消化液が通る**胆管**がすい臓がんによって圧迫され、胆汁の流れが滞ることで、胆汁によって全身が黄色くなるからです。


背部痛、つまり背中の痛みもよくあります。

食事をした直後は消化のためにすい液の分泌が促されるのですが、すい臓がんがすい管を圧迫していると、すい管の内側にかかる圧力が高まってしまい、痛みが出るのです。

特に、「**甘いものや脂っこいもの**を食べ過ぎたときに背中が痛くなる」と言う患者さんを検査してみると、すい臓に異常が見つかることがしばしばあります。甘いものや脂っこいものを多く食べると、それだけ多くのすい液が必要になり、すい管の圧力が高くなるためです。

カフェインやニコチンにもすい液の分泌を促す作用があるといわれています。そのため、コーヒーを大量に飲んだ後、あるいは喫煙時に背中に痛みや違和感を訴える人もいます。

すい臓が原因で出ている症状なのか分かりにくい

下痢や軟便といった症状はどうでしょうか。これらは、すい臓がんによって**すい液の分泌量が減る**ために起こります。

すい臓が作るすい液には食べた物を分解する消化酵素が含まれているため、それが不足することで消化吸収がうまくできなくなるのです。

すい臓がんが進行してくると、先ほども触れた黄疸の症状がよく見られます。

すい臓の十二指腸寄りの部分にすい臓がんができると、肝臓で作られた胆汁を運ぶ胆管が圧迫されることにより、胆汁の流れが悪くなって黄疸の症状が出てくるのです。

黄疸というと、肝臓が原因で起きる症状という印象があるかもしれません。肝臓の機能が低下すると、**ビリルビン**と呼ばれる黄色い色素が代謝できずに、血液のなかにあふれ出てきてしまうのです。

しかし、黄疸はこのようにすい臓がんによっても引き起こされるので注意が必要です。

腹痛や背部痛、下痢など、ここで挙げたような症状は、いずれもすい臓がん以外の理由でも起こることがあります。それが、難しいところです。

お腹や背中が痛くなっても、「すい臓に異常があるんじゃないか？」と思う人はまずいません。なぜなら、**すい臓はあまりなじみのない臓器**だからです。胃や腸などの問題を疑う人がほとんどでしょう。

そして、繰り返しになりますが、すい臓がんの自覚症状が出るころには、がんがある程度進行してしまっていることが多いので、すい臓がんを早期発見するためには、こうした症状が出る前に検査でチェックすることが必要になってきます。

2 なじみがないけれども重要な臓器

生命を維持するのに不可欠な役割を持つ

そもそも、すい臓はどのような臓器なのでしょうか。

肝臓や肺などの臓器に比べると、一般の方々にはなじみが薄いかもしれません。なじみがないために、すい臓に異常が起きても発見が遅れる場合があります。

ですから、すい臓がどのような臓器なのか、よく知っておきましょう。

すい臓は、私たちの生命活動の維持に、非常に重要な働きを担っている臓器です。みぞおちとへその間、胃の裏側に横たわるようにあり、全体の重さは70～100グラムほど。比較的柔らかい臓器です。

本人から見て右側は十二指腸につながっており、左側は脾臓《ひ》に接しています。「すい頭部」と呼ばれる十二指腸側は厚みが2・5〜3センチほどですが、「すい尾部」と呼ばれる脾臓側は厚みが1〜1・5センチほどと細くなっています。すい頭部とすい尾部の間の中央部分は「すい体部」と呼ばれています。

すい臓の2つの重要な機能

すい臓には、2つの重要な機能があります。それは、**外分泌機能**と**内分泌機能**です。

外分泌機能とは、すい液という消化液を作って腸内に送り出す働きを指します。すい液には、糖を分解する**アミラーゼ**、たんぱく質を分解する**トリプシン**、脂肪を分解する**リパーゼ**などの消化酵素が含まれており、1日に約1リットルが分泌されます。

糖もたんぱく質も脂肪も分解するのですから、いかにすい液が私たちの消化活動において重要かということが分かります。

【すい臓の３つの部位】

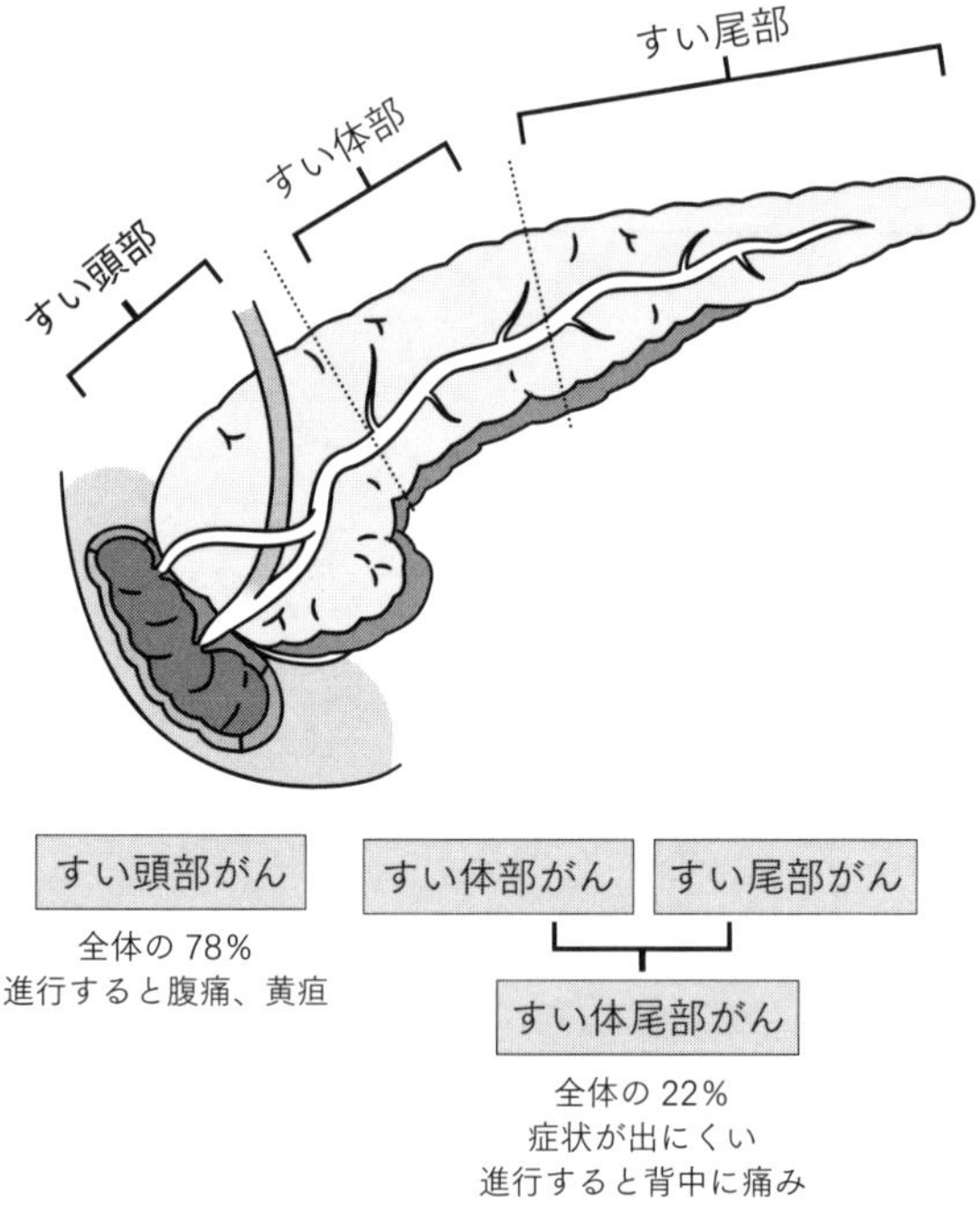

すい臓は、すい頭部、すい体部、すい尾部の３つに分かれる。すい臓がんのうち、全体の８割近くがすい頭部にできる

そして、すい臓で作られたすい液は、いずれもすい臓内を葉脈のように走っている「**すい管**」を通して、十二指腸に流れていきます。

内分泌機能とは、ホルモンを作って血液中に送り込む働きを指します。すい臓で作られる代表的なホルモンには、血糖値を下げる**インスリン**、血糖値を上げる**グルカゴン**、そしてインスリンやグルカゴンなどのホルモンの分泌を抑制する**ソマトスタチン**などがあります。

すい臓の機能が落ちると糖尿病になることも

このように重要な役割を持っているすい臓ですから、正常に機能しなくなると、生命活動に大きな支障が生じます。

外分泌機能が落ちると、先ほども触れたように、消化不良を起こして下痢を繰り返すようになります。また、内分泌機能が落ちることで、血液中の糖からエネルギーを生み出すことができなくなったり、血糖値がコントロールできなくなって**糖尿病**を引き起こしたりします。

すい臓は、普段は目立たないけれども、生命維持に不可欠な役割を担っている臓器なのです。

すい臓の病気によってその機能が衰えてくると、薬などによってすい臓の機能を補わなくてはなりません。そのため、インスリンを注射したり、消化酵素薬を服用したりする必要が出てくるのです。

3 なぜ、すい臓がんはこんなにも怖いのか？

すい臓にできるがんの9割が「すい管」に発生する

すい臓にできる腫瘍には、いくつかの種類があります。そのなかでも約9割を占めるのが、すい管上皮細胞から発生する「**浸潤**《しんじゅん》**性すい管がん**」です。私たち医師は通常、「**すい管がん**」または「**膵**《すい》**がん**」と呼んでいます。本書では主にこのがんについて扱っていきます。

一般には「すい臓がん」という呼び方をよくしますが、こう呼んだときには、正確には浸潤性すい管がん以外のすい臓にできるがんも含まれることになります。

すい臓にできるがんには、ほかに内分泌細胞から発生する「**内分泌細胞がん**」、腺房《せんぼう》細胞から発生する「**腺房細胞がん**」などがありますが、どれも比較的まれながんといってよいでしょう。

巨大テクノロジー企業となったアップル社の創業者スティーブ・ジョブズ氏が罹患したのは、内分泌細胞がんでした。確かにすい臓にできたがんで亡くなったのですが、これは内分泌神経の細胞に悪性の腫瘍ができたものであり、通常の「すい管がん」とは性質が異なります。

本書で扱うがんは「すい管がん」または「膵がん」と呼ぶのが正確なのですが、一般の方にも分かりやすいよう、「すい臓がん」と記述することにします。

初期症状がなく早期発見が難しい厄介ながん

すい臓がんが怖いのは、何よりも早期発見が難しい点にあります。

すい臓に限らず、がんの治療の基本は、早期に発見して手術などによってがんを治療することにあります。

【すい臓がんが「怖いがん」である理由】

- ●初期段階では自覚症状がないまま、がんが進行していく
- ●胃の裏側に位置し、腹部エコーなどで見つけにくい
- ●すい管には筋層がなく、がんが容易に広がってしまう
- ●進行が速い場合、数ミリの大きさでも転移してしまう
- ●抗がん剤がなかなか効かず、再発の確率も高い

ところが、すい臓がんはその早期発見が非常に難しいのです。

その理由の1つは、すい臓は肝臓とともに「沈黙の臓器」と呼ばれ、すでに述べたように初期の段階では自覚症状がほとんどないまま、がんが進行していくという性質があるためです。

そして、検査が難しいのも大きな理由です。

すい臓がんで早期発見に相当するのは、腫瘍が「**2センチ以下**」のサイズとされていますが、このレベルではなかなか見つけられません。

詳しくは2章で解説しますが、すい臓は胃の裏に隠れるように位置しているために、腹部エコー（超音波）ではすい臓全体がうまく確認できないことがよくあります。

そもそも、腹部エコーやCTでは2センチ以下の腫瘍

を判別することができない場合があり、もっと精密な検査をしないことには早期のすい臓がんは見つけられません。

そのため、すい臓がんが発見された時点で、がんがかなり進行してしまっているケースが多いのです。すい臓がんと診断された患者さんのうち、手術が可能なケースは、現在のところ約3割にとどまっています。

進行が速い場合、数ミリの大きさでも転移してしまう

すい臓がんは、進行が早い場合、転移しやすいという特徴があります。

たとえがんが2センチ以下の段階で見つかっても、がん細胞がすい臓の外へと浸潤して（しみ出して）進行がんになっているケースも少なくありません。

胃や大腸と違って、すい臓がんが発生するすい管には**筋層**がありません。いわば、**がん細胞に対する防波堤がない**と考えるとよいでしょう。

そのため、すい管に発生したがん細胞は、容易にすい臓の外へと広がってしまうのです。

2センチどころか、**数ミリの大きさ**でも他の臓器へ転移することがあります。

しかも、すい臓の内部には多数のリンパ管や血管が通っており、さらにすい臓の周囲には胃、十二指腸、大腸などの消化管、主要な動脈や大静脈、門脈などの重要な血管があります。

がんが大きくなるにつれ、こうした器官や臓器に広がっていく危険が急速に高まっていくのです。

抗がん剤がなかなか効かず再発の確率も高い

手術ですい臓のがんを切除できたとしても、転移していれば抗がん剤での治療が必要になります。

しかし、抗がん剤がなかなか効かないのも、すい臓がんの特徴です。転移したケースでの抗がん剤治療において、がんの縮小が見られた患者さんの割合は、最近になって高まってきたとは言え、**2割からせいぜい3割程度**しかありません。

すい臓がんには、周囲の組織を硬くしてしこりを形成するという特徴があるために、抗がん剤ががん細胞の内部まで到達しにくいためではないかと考えられています。

また、手術ができたとしても再発する確率は低くありません。

このように、早期発見が難しく悪性度が高いがんのため、5年生存率が8・5%という数字になっているのです。

4 早期発見を「連携プレー」で実現する

リスクが高い人を絞り込んで検査を進める「尾道方式」

ほんの数ミリのサイズでも転移を起こす可能性があり、抗がん剤治療もその効果は2～3割程度しか期待できない。となれば、できる限り小さなうちにがんを見つけて、転移が起こる前に切除することが重要になります。

これまですい臓がんでは早期発見、早期治療はほぼ不可能なことだと考えられてきましたが、そこに挑戦したのが「**尾道方式**」でした。

すい臓がんから命を守るには、手術可能な状態で発見することがカギになります。「尾道方式」では、そのためにできる最善の方策を考えました。

それは、腹部の症状がなどがある人だけでなく、危険因子を複数以上持つ人（詳しくは3章で解説します）を対象に、地域の診療所で血液検査や、**腹部エコー**（超音波）などの画像検査をしていただき、そのなかからわずかでも疑わしいと思われる人がいれば、その地域ですい臓の精密検査ができる中核病院に紹介するというしくみです。

中核病院では、外来で行える、体への負担が比較的少ない、**CT**（コンピューター断層撮影）や**MRI**（磁気共鳴画像診断）、**EUS**（超音波内視鏡）などの精密な画像検査を実施します。その結果、さらに高度な検査が必要と判断されたときには、入院して行う精密検査を実施します。

そして、最終的にすい臓がんと診断された場合は、すみやかに適切な治療を行います。また、早急な治療は必要ないものの経過観察が必要と判断された場合は、診療所と中核施設が連携して慎重に観察を続けていきます。

「尾道方式」のポイントは2つあります。

【「尾道方式」のしくみ】

診療所・クリニック

リスクのある患者さんの拾い上げ

＜主な危険因子＞

・親や兄弟姉妹がすい臓がん ・糖尿病
・肥満 ・喫煙 ・大量飲酒 ・慢性すい炎など

▼ リスクが複数以上ある場合

腹部エコー検査・血液検査

＜注意したい異常＞

・すい臓に“かたまり”がある
・すい管の拡張 ・すいのう胞など

▼

中核病院

精密検査を行う

・CT ・MRI ・EUS（超音波内視鏡）
・ERCP（内視鏡的逆行性胆道すい管造影）など

▼

すい臓がんの早期発見

1つは、リスクが高い人に注目して、地域の診療所でも扱える血液検査や腹部エコーという方法を用いて、すい臓がんの可能性がありそうな方をうまく探しだすこと。もう1つは、地域の診療所と中核病院が連携して、効率的に検査を進めることです。

少なくとも現時点では、患者さんの体に負担が少なく、しかも効率的にすい臓がんを見つけられる最善の方法といってよいと思います。

考えてみれば当たり前のようにも聞こえますが、すい臓がんにおいて危険因子に注目して疑いのある人を絞り込んでいくという方法を実践した例は、日本のどこにもなかったのです。

2007年1月から2020年6月までの13年半の間に、すい臓がんが疑われる1万8507例を洗い出し、画像検査から精密検査を経て、610例のすい臓がんを発見できました。発見に結びついた確率は3・3%です。

通常の職場検診でのすい臓がん発見率は0・06%程度といわれているため、「尾道方式」はすい臓がんの発見率を大きく向上させていることが分かります。

「尾道方式」で5年生存率が8・5%から20%に改善

「尾道方式」は2007年からはじまりましたが、その成果が目に見えて現れてきたのは2013年ごろのことでした。

開始直後に早期の状態で見つかって手術をした患者さんが、5年以上経っても再発しないで元気で通院しているという例がいくつも出てきたのです。

もちろん私たちは患者さんの名前も顔も知っていたので、「あの人もこの人も、みんな生きている」と指を折って数えられるようになってきました。

正直なところ、5年以上生きるすい臓がんの患者さんは、それまでほとんど見たことがなく、そんな人たちが身近に何人もいるのは不思議な感覚でした。

その後、厚生労働省の主導でがん診療拠点病院の制度やがん登録の制度がはじまりました。私が所属するJA尾道総合病院でもがんの患者さんを登録することで、「尾道方式」

開始当初の２００７年のデータをもとに、５年生存率の参考値が２０１３年ごろに出てきました。

それまで、当時のすい臓がんの５年生存率は２００９年～２０１１年の段階でも８・５％だったのですが、いきなり10％以上の数字が出てきたのです。

「ステージ０」や「ステージ１」という早期で見つけたことが、その後の長期にわたって予後に貢献するかどうかも当時は分かっていなかったので、この数字は自信になりました。

その後、２００７年以降の診断症例において５年生存率は経年的に改善し、２０１７年の診断症例では20％を超えるようになりました。

同僚の医師や看護師も、目の前で患者さんが元気にずっと通院してくる姿を見て、早期診断は世の中の役に立つのだということを病院全体で共有するようになったのです。

そして、尾道での取り組みは広島県でも評価され、広島県、広島県医師会、広島大学による３年の準備期間を経て、「尾道方式」をもとに作成された「Ｈｉ‐ＰＥＡＣＥプロジェクト」が２０２２年10月からはじまっています。

私がすい臓がんに取り組むようになったきっかけ

私が医師になろうと心を決めたのは、中学生か高校生のころでした。もともと医療に興味があったことも1つの理由です。

特に、がんについては、身近な方ががんで亡くなったのを見て、どうしてなるのだろうか、どういう病気なのかと強い興味を持つようになったことが背景にあります。

高校生の後半になると、いろいろな本を読むようになり、「5年生存率」という言葉を知ります。

同じがんなのに、部位によって治りやすいがんとそうでないがんがあるのはなぜなのか。それを勉強したくて、島根医科大学に進みました。

医師になったのは、父親の影響も大きいと思います。父は医師ではありませんが、会社の経営者として常に社員のことを第一に考え、社会奉仕にも力を入れていた人でした。

そんな背中を見て育ったので、将来は人の役に立つ仕事をしたいという思いがあったのです。

大学に入って知ったのは、**血液のがん（白血病）とすい臓のがんの2つが、治りにくい厄介ながん**だということでした。せっかく医師になるのなら、難しいことに挑戦して世の中に貢献したいと思っていましたから、そのどちらかを選ぼうか迷いながら卒業することになります。

卒業後、広島大学消化器内科に入局してすい臓がんと向き合うことに最終的に決めました。というのも、血液のがんについては、1990年代に骨髄移植がはじまって、薬も出てきて劇的に予後がよくなってきた時期だったからです。数年もすれば、治療についてはかなり道筋がつくだろうと感じていました。

最近では、2019年に白血病と診断された水泳選手の池江璃花子さんが、治療ののちに見事に復活して世界選手権やオリンピックに出場するまでになったことは記憶に新しいでしょう。昔には想像もつかないような進歩です。

それに対して、すい臓がんは治療の道筋もついていない状態でしたから、その分野に行って一から自分でやってみたいという強い思いを抱いたのです。

広島大学病院の消化器内科には同期で二十数名が入局したのですが、私以外は胃腸、肝臓、大腸を研究する教室に行き、すい臓を専門にやりたいと門を叩いたのは私だけでした。なぜそんなにしんどいところに行くのかと、周囲の人たちに言われたのをよく覚えています。

興味深いことに、すい臓専門の研究室にいるのは、私を含めて、敷かれたレールの上を走りたくない人や、群れない一匹狼のような人ばかり。先輩も後輩も個性派揃いで、型にはまらない人たちが集まってワイワイガヤガヤやっていたのが印象的でした。

忘れられないのは、病院で初めてすい臓がんの患者さんに対峙したときのことです。研修医の立場としてカンファレンス（検討会）に参加したのですが、そこで聞いたのは、**すい臓がんと確定したのに治療薬がない**という話です。

「じゃ、この患者さんにはどういう治療をするんですか」

と質問すると、

「そんなことを言っても、薬がないんだからしかたがない」

「いい質問だけどね、すい臓がんでは保険で使える薬がほとんどないんだよ」

と言われて、愕然《がくぜん》としたことをよく覚えています。


その絶望的な気持ちは、２００１年にゲムシタビン（商品名：ジェムザール）という薬が保険認可になるまで続きました。

私が医師になったのが１９８８年なので、医師になって10年以上もずっと、そんなもどかしくいらだたしい状況に置かれていたのです。


治療が難しいのならば、残された道は早期診断しかありません。私は内科の医師ですから、少しでも早くがんを見つけて、外科の先生に手術していただければ、すい臓がんは治る可能性が高まるのではないかと考えました。

それが、ライフワークとして早期診断に取り組もうと考えたきっかけでした。

すい臓がんが「死の宣告」から「治る病気」へ

当時はまだ、すい臓がんと診断されることは、死の宣告を受けるようなものでした。今日でも、すい臓がんという言葉がもたらすインパクトは、ご本人にも家族に対しても、限りなく大きいでしょう。

ある50代前半の女性の患者さんがすい臓がんと診断されて、70代のご両親がキーパーソン（患者側責任者）として病院に来られたときのことです。

すい臓がんと伝えられたときのご両親の落ち込みぶりは、当然ながら、相当なものでした。

しかし、幸いなことに「尾道方式」によって、早いステージで見つけることができたために、無事に手術を受けられて元気になることができました。

あとになってご両親から、「先生にすい臓がんだと言われて、私たちが娘に代わってやれればいいのに、とずっと話していたんです」とうかがいました。

その後、ご両親もお年を召して、お母さんが亡くなる直前には、娘さんにこんな話をされていたそうです。

「順番が逆になるのではないかと心配したけれど、花田先生に助けてもらってよかったね。あなたに葬式を出してもらえてよかった」

親にとって、子に先立たれることほど悲しいことはありません。

娘さんの生還のお手伝いができたことは、何事にも代えられない大きな価値があると感じました。

がんを専門にする人間は、こうした方々のお役に立つために存在しているのだ、という気持ちで毎日診療をしています。

もちろん、残念な結果になる方もいらっしゃいますが、徐々にではあるにせよ、すい臓がんから生還する患者さんが増えていると実感しています。

今後も、そういう患者さんを1人でも増やしたいという気持ちで取り組んでいきたいと考えています。

第2章

すい臓がんを確実に早期発見する方法

1 すい臓がんの「ステージ」とは？

がんの状態や転移の有無で分類する

すい臓がんを根治するには、なるべく早期に発見することが重要です。早期発見すれば、外科手術によって腫瘍を取り除くことができるからです。

それでは、どうすれば早期発見できるのでしょうか。そもそも、どの段階で見つけられたら早期発見と言えるのでしょうか。これについて考えるためには、まず、がんの進行状態を示す「**ステージ**」（病期）を理解することが大切です。

ステージとは、がんの進行の程度を表す数字のこと。ステージ0から4までの5段階に分類されており、数字が大きくなるに従って病気が進行していることを示します。

【すい臓がんのステージ（病期）】

<table>
<tr><th>ステージ（病期）</th><th>がんの状態</th><th>領域リンパ節への転移</th><th>遠隔転移</th></tr>
<tr><td>0</td><td>すい管上皮内にとどまる</td><td rowspan="4">なし</td><td rowspan="6">なし</td></tr>
<tr><td>1A</td><td>2cm以下で、すい臓内にとどまる</td></tr>
<tr><td>1B</td><td>2cmを超え、すい臓内にとどまる</td></tr>
<tr><td>2A</td><td rowspan="2">すい臓外に広がっているが主要な動脈を巻き込んでいない</td></tr>
<tr><td>2B</td><td>あり</td></tr>
<tr><td>3</td><td>すい臓外に広がっていて主要な動脈を巻き込んでいる</td><td rowspan="2">領域リンパ節への転移があるかどうかに関わらない</td></tr>
<tr><td>4</td><td>がんの広がりに関わらない</td><td>あり</td></tr>
</table>

『患者・市民のための膵がん診療ガイド2023年版』を基に作成

すい臓がんの場合、ステージ1と2は、それぞれ1Aと1B、2Aと2Bに細かく分けられており、AよりもBのほうが進行していることを表します。

がんがどのステージにあるかによって治療の方針が変わってくるため、これは非常に重要な指標です。

ステージは、がんの**大きさ**、**リンパ節転移**の有無、すい臓以外にがんが**遠隔転移**しているかどうかの3つの要素で判定されます。

転移とは、がん細胞がリンパ液や血液の流れによって、近くや遠くのリンパ節、さらにすい臓以外の臓器や腹膜、胸膜などに飛び火している状態です。

ステージ0で発見することを目指す

あらゆるがんに言えることですが、特にすい臓がんでは、ステージ0や1で早期発見できるかどうかが治療の重要なカギになります。

ステージ0は、がんが**すい管の粘膜**（上皮）にとどまっている超早期の状態です。この状態ならば、抗がん剤を使わなくても、外科手術で治療することが可能です。

現在では、開腹手術ではなく、さらに体への負担が少ない腹腔鏡下での手術も、患者さんの状況やがんの進行具合によっては可能になっています。


ステージ1はすい臓内にがんがとどまっており、1Aは腫瘍の大きさが2センチ以下のとき、1Bは2センチを超えている状態です。

ほかの多くのがんでは、ステージ1は早期がんとされていますが、すい臓がんでは必ずしも早期がんとは言えません。

というのも、すい臓がんは画像の検査でステージ1と診断された段階でも、すでに目に見えない遠隔転移を起こしているケースがあるためです。遠隔転移をしていると、手術で腫瘍を取り去っても、再発する可能性が高くなってしまいます。

ですから、すい臓がんの治療に当たっては、ステージ0で発見することが何よりも大切になってきます。

しかし、従来の検査法ではステージ0の「超早期のすい臓がん」を見つけるのは、極めて困難なことでした。

「尾道方式」での検査の進め方

では、超早期のステージ0、あるいはせめてステージ1で発見するにはどうしたらよいのでしょうか。

ほかのがんと同様に、すい臓がんの診断でも腹部エコー、CT、MRIでの画像検査が行われますが、がんが2センチに満たない場合、CTやMRIでは確認が難しい場合があります。

残念ながら、これらの画像検査だけに頼っていては、ステージ0で見つけるには不十分です。

しかし、腹部エコーやCTでも「すい臓がんが疑われる」、いわゆる状況証拠を見つけることができます。詳しくは後述しますが、たとえば**すい管の拡張**や、**すいのう胞**（膵嚢胞）がある場合です。

がんそのものは見つけられなくても、こうした現象が確認されると、がんがある可能性が高まります。そんな状況証拠が見つかったら、さらに詳しい検査をすることで超早期のがんを見つけ出すことができるのです。

「尾道方式」では、家族にすい臓がんの方がいたり、糖尿病やすい炎の既往歴（過去にかかったことのある病気のこと）がある方など、すい臓がんのリスクが高い方に地域の連携医療機関で定期的な検査を受けることをおすすめしています。

医療機関での画像検査で、すい臓に疑わしい兆候が見つかれば、中核病院に来ていただいて精密検査をするというやり方をとっているのです。

2 血液検査と画像検査でがんの証拠をつかむ

すい臓がんを診断するための3種類の検査

では、具体的にどのような手順で、どのような検査が行われるのでしょうか。

すい臓がんを診断するために行う主な検査には、大きく分けて次の3種類があります。

これらの検査のうち必要なものを組み合わせることで、すい臓がんの疑いのある人を探し出して診断に至ります。

①血液検査

②画像検査

- 腹部エコー（超音波）

●CT（コンピューター断層撮影）
●MRI（磁気共鳴画像）
●EUS（超音波内視鏡）

③病理検査

●EUS-FNA（超音波内視鏡下穿刺《せんし》吸引法）
●ERCP（内視鏡的逆行性胆道すい管造影）
●SPACE（複数回連続すい液細胞診）

それぞれについて、順を追って説明していきましょう。

血液検査ですい臓の状態がある程度分かる

血液検査では、血液を採取して、**すい酵素、腫瘍マーカー、糖尿病**について検査します。

すい酵素とは、すい臓で作られる酵素で、すい臓がんがあると血液中にもれ出てきます。

そのため、血中のすい酵素の値が高くなると、すい臓がんの可能性が考えられます。

腫瘍マーカー検査は主に、がん細胞や、がん細胞などに反応した細胞によって作られるたんぱく質を測るものです。

糖尿病に関する検査も、すい臓がんの可能性を探るために使われます。すい臓がんになってすい臓の働きが悪くなると、血糖値を調節しているインスリンというホルモンを作る働きが悪くなり、血糖値が高くなって糖尿病を引き起こす危険性が高まります。

そのため、すい臓がんがあると、空腹時血糖や過去の血糖の推移を示すＨｂＡ１ｃ（ヘモグロビン・エーワンシー）の値が高くなります。血糖などの異常を指摘されたときは、糖尿病の治療だけではなく、すい臓の状態も調べることをおすすめします。

糖尿病とすい臓がんの関係については、現在調査研究が進められているところで、２０２２年に改訂された医師向けの『膵癌診療ガイドライン』では、糖尿病におけるすい臓がんリスクに関しては、「糖尿病の発症１年以内ではリスクが高く、特に注意が必要。画像診断を行うことが望ましい」とされています。

ただし、すい酵素や腫瘍マーカー、血糖値の検査は、どれもすい臓がん以外の原因で異常な値を示すこともあり、逆にすい臓がんであっても正常値のこともあります。

ですから、血液検査の値だけでは、がんの有無やがんが進行しているかどうかは確定できません。

血液検査の数値にすい臓がんを疑う異常があるときは、さらに画像検査や病理検査を実施することになります。

画像検査によって「状況証拠」を見つけ出す

すい臓がんのリスクが高い人（詳しくは3章で説明します）、すい臓がんの症状がある人、血液検査ですい臓がんが疑われる人は、画像検査を行うことがすすめられます。

すい臓がんの診断に用いる主な画像検査には、**腹部エコー、CT、MRI、EUS（超音波内視鏡）**などがあり、外来で行うことができます。

どの検査にも長所と短所があり、すい臓の検査ではそれぞれの長所を活かしながら、いくつかの画像検査を組み合わせて進めていきます。

まずは、腹部エコー、CT、MRI、EUSについて、それぞれの長所と短所を含めて簡単に説明しましょう。

■腹部エコー（超音波）

体の表面に当てた機器から超音波を発し、臓器で反射した超音波の様子を画像化します。臓器の状態やがんの位置や形を確認するために行われます。

他の画像検査と比べて検査機器が広く普及しており、比較的手軽に検査できるのが長所です。

すい臓に限らず、さまざまな内臓の検査として行われることが多く、5～10分程度で終わります。

使用される超音波は体に害はなく、繰り返し検査できるのもメリットです。

ただし、必ずしもすい臓がすべて見えるとは限りません。すい臓は腹部の奥のほうにあるため、胃や腸などにガスがたまっていると超音波がすい臓まで届かず、十分にすい臓全体を調べることができない場合があるのです。

エコー検査には限界があるので、血液検査やエコー検査で疑わしい結果が出たときは、地域の中核病院などでCT、MRI、EUSなどの検査を行うことをおすすめします。

■CT（コンピューター断層撮影）

エックス線を体の周囲から当て、体を1～2ミリほどの幅で「輪切り」にした画像を撮ることで、すい臓全体をくまなく検査することができます。CTには造影剤を用いない「単純CT」と、**造影剤**を用いる「造影CT」があります。

すい臓を精密に調べたいときは、造影CTの検査を行います。これは造影剤を注射してから行うCT検査のことです。造影剤が血管を通じてすい臓に届くことで、腫瘍をより鮮明に映し出すことができます。

すい臓の精密検査ではこの造影CTがよく使用されていますが、エックス線を用いた検査のため、繰り返して実施すると放射線被ばくの問題が出てきます。

現在は機械の進化によって被ばく量が少なくなり、年に数回のCT検査ならまず問題はありません。

また、造影ＣＴについては造影剤にヨードが含まれているため、ヨードのアレルギーや腎臓の機能が低い人は受けられません。喘息《ぜんそく》や食べ物などのアレルギーがある人も要注意です。

単純ＣＴは、造影ＣＴと比べて、すい臓内部の構造について得られる情報に限界がありますが、検査の負担が少ないという大きな利点があります。近年、ステージ０ですい臓がんを発見するきっかけとして、単純ＣＴでも分かるすい臓の「萎縮（やせ細ること）」によって生じる「くびれ」が注目されています。

また、単純ＣＴの所見をもとにＡＩ（人工知能）を用いて早期のすい臓がんを発見する取り組みの報告もあり、今後の展開が期待されています。

■ＭＲＩ（磁気共鳴画像）

強力な磁力と電波を使い、体を「輪切り」にした画像を撮る検査です。エックス線を用いずにすい臓やすい管の画像を撮れるのがメリットです。

ＣＴと同様に、よく詳しく調べるために、造影剤を使った「造影ＭＲＩ」という精密検査もあります。こちらは「ヨード」ではなく「ガドリニウム」という薬剤を使うため、ガドリニウムへのアレルギーや喘息のある人、腎臓の機能が低い人は受けることができません。

また、MRIの装置を用いて**MRCP（MR胆道すい管撮影）**という検査を行うこともできます。これは、造影剤を使わずに、すい管や胆管の詳細な画像を得られるメリットがあります。

近年では、MRIでは小さな〝かたまり〟を確認できなくても、MRCPでとらえたすい管の異常がきっかけとなって、ステージ0のすい臓がんを発見できた報告が多くあります。

すい臓がんを直接見ることはできなくても、がんによってすい臓やすい管にできる疑わしい兆候を発見することが可能なのです。

CTやMRIによる画像検査ですい臓がんが疑われる場合は、次にEUS（超音波内視鏡）を行います。

■ＥＵＳ（超音波内視鏡）

内視鏡の先端に超音波を発する装置がついている医療機器を使って検査を行います。いわゆる胃カメラのように内視鏡を口から入れ、胃や十二指腸の壁越しにすい臓を観察します。

腹部エコーは体の外から超音波で検査しますが、超音波内視鏡は体の内側から至近距離ですい臓を検査できるため、他の画像検査より詳細にすい臓を観察することができるのがメリットです。

しかも、検査によるリスクは胃カメラと大差なく、比較的安全にできる検査だと言えます。そのため、外来で受けていただくことができます。

ＥＵＳには、大きく分けて観察を目的とした「**ラジアル型**」と、観察とともにすい臓の組織を採取することが可能な「**コンベックス型**」の２種類があり、目的により使い分けます。すい臓がんが疑われる〝かたまり〟を見つけた場合、コンベックス型であれば先端から針を出して組織を採取することもできます（詳しくは、このあとのＥＵＳ‐ＦＮＡの説明をご覧ください）。

【EUS（超音波内視鏡）】

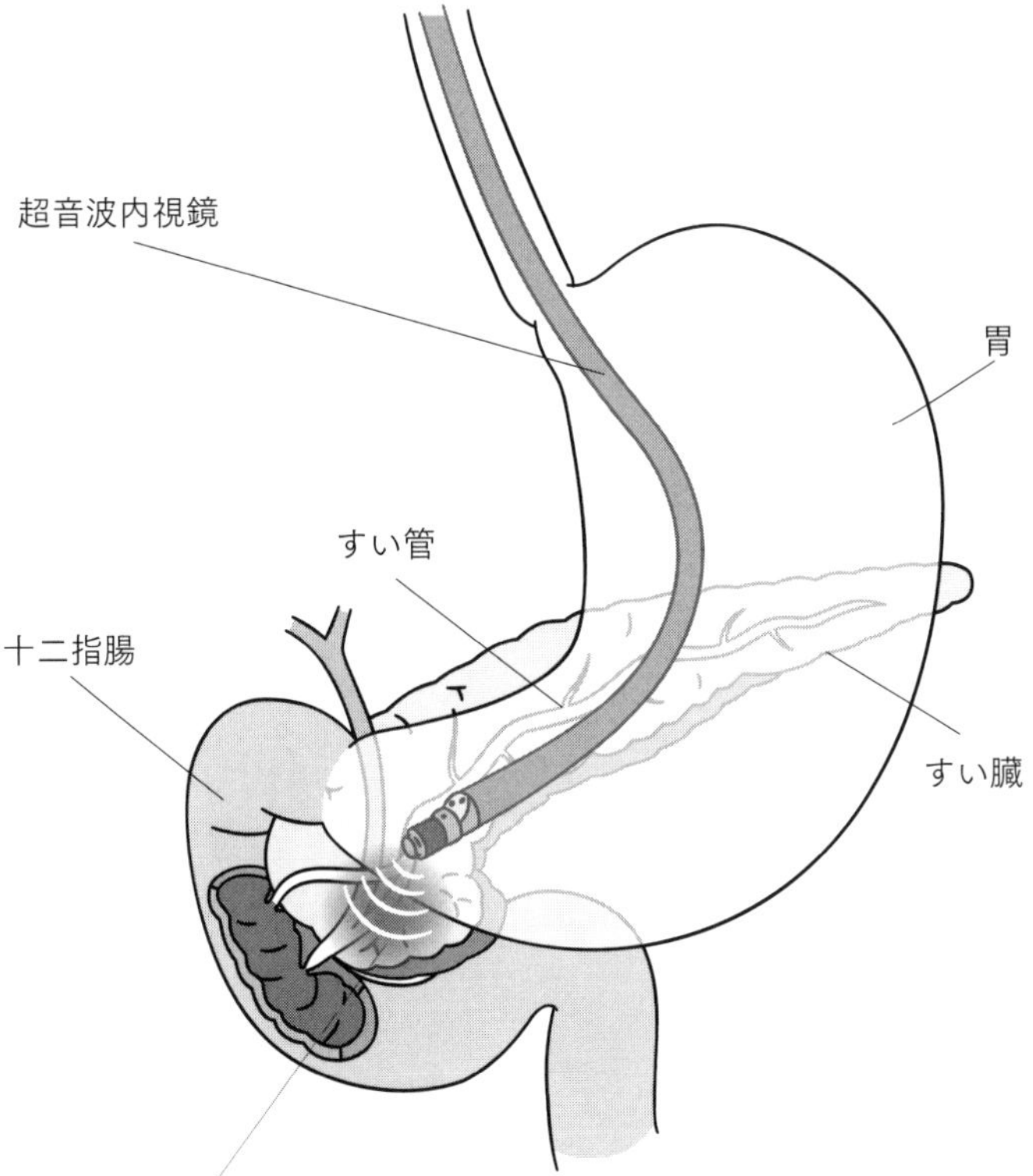

EUSは、内視鏡の先端から超音波を出し、胃や十二指腸の壁越しにすい臓を観察する

ＥＵＳはすい臓の観察において画像の分解能が非常に高いため、ＣＴやＭＲＩでは分からない１センチ未満の小さいがんの大半が検出可能です。１センチ未満というのは、多くの場合、ステージ１Ａで外科手術の対象になる段階です。

ステージ０のすい臓がんは、すい管の上皮内にのみ存在するので、ＥＵＳでも〝かたまり〟として画像上で認めることは困難です。しかし近年、ＥＵＳの検査でも、特徴的な異常所見を観察できる場合があり、超早期の診断に有用であることが報告されています。

画像検査でチェックするポイント

これまで紹介してきた画像検査において、すい臓がんの〝かたまり〟が見えない場合でも、すい臓がんが疑われる重要なチェックポイントがあります。

それが、すい管の異常とすいのう胞です。

■すい管の異常（拡張・狭窄《きょうさく》）

すい臓がんというのは、その９割がすい管に発生する「すい管がん」であることは、すでに述べたとおりです。

すい管の太さは1～2ミリ程度であり、もしそこに5ミリのがんができると、すい管がふさがってすい液の行き場がなくなってしまいます。

そうなると、すい液がたまった上流はすい管が広がる（拡張）しかありませんし、すい液が流れてこない下流では管が狭まる（狭窄）わけです。

もし、MRIなどですい管の拡張や狭窄が分かれば、それはMRIでも見えない超早期のすい臓がんがその周囲に潜んでいる可能性があります。そのため、さらに精密な検査が必要になるのです。

一方、すい臓がんではなくて慢性すい炎ですい管が拡張しているケースもあります。すい管は、すい臓のなかにあって、通常は周囲のすい臓組織から一定の圧力を受けています。ところが、慢性すい炎によってすい臓の萎縮が進んで組織がスカスカになってくると、管にかかる圧力が落ちてきて、すい管の拡張が見られる場合があります（166ページの図参照）。

この場合、たとえがんができていなくても、3章で述べるように、慢性すい炎自体がすい臓がんの大きな危険因子の1つですから、けっして安心できる状態ではありません。
やはり、精密な検査を受けることがすすめられます。

■すいのう胞（5章3も参考）

すいのう胞（膵嚢胞《すいのうほう》性病変）も要注意です。
液体や粘液で満たされた袋状の病変を「のう胞」と言います。すいのう胞には、大きく分けて、すい液の流れが滞り、すい液がたまってすい管が袋状に膨らんだもの、病気として害のないもの、そして、のう胞そのものが腫瘍になっているものなどがあります。

すい管は葉脈のように枝分かれしていると書きましたが、枝分かれした根元にがんができることによって、いわば大通りにあたる主すい管には異常がなくとも、枝分かれしたすい管にすいのう胞ができることがあります。

すいのう胞は、すい臓がん以外の原因で発生することもありますが、やはり精密な検査が必要です。

すい管の異常（拡張・狭窄）とすいのう胞性病変が重要視されているのは、がんが〝かたまり〟として見えなくても、がんが発生した結果として起きる可能性のある現象だからです。

腹部エコーやＣＴではミリ単位のがんの〝かたまり〟を判別することはできませんが、すい管の異常やすいのう胞をとらえることはできます。

すい管の異常やすいのう胞の存在が分かれば、見えないサイズのがんがある可能性があるということなのです。

特に、広く普及しているエコーを活用することは、すい臓がんの早期発見にとって非常に重要です。

3 見えない超早期がんでも細胞をつかまえる

病理検査で「確定診断」を行う

ＭＲＩやＥＵＳ（超音波内視鏡）などの画像検査ですい臓がんが強く疑われる病変が見つかったときは、その病変を採取して（生検または細胞診）、がん細胞があるかどうかを調べる「**病理検査**」が行われます。

この病理検査によって、確かにがんの存在が証明されれば「確定診断」に至ります。

いわば、画像診断で「状況証拠」をつかんだうえで、病理検査でがんの「現行犯逮捕」をするという手順です。

病理検査を行うことで、それが良性か悪性かの診断ができるだけでなく、手術や抗がん剤などの治療方針を決定するための助けになります。

進行したすい臓がんに対して抗がん剤治療を行う場合にも、病理検査でがん細胞の種類を調べることで、効果的な薬剤が選択できます。

「確定診断」の手順は、**EUS‐FNA（超音波内視鏡下穿刺吸引法）**、**ERCP（内視鏡的逆行性胆道すい管造影）**、**SPACE（複数回連続すい液細胞診）**などの方法で細胞や組織を採取し、顕微鏡を使って診断を行います。

いずれの方法も、すい臓専門医のいる施設で受けることになり、多くの場合、短期間の入院が必要になります。

■EUS‐FNA──超音波内視鏡による組織採取

EUSで、消化管の内部からすい臓の画像検査ができることは、すでに述べたとおりです。

そこで、すい臓がんが疑われる〝かたまり〟が見つかった場合、EUSの先端から出すことができる細い針を刺して、組織を採取するのがEUS‐FNAという方法です。

【EUS-FNA】

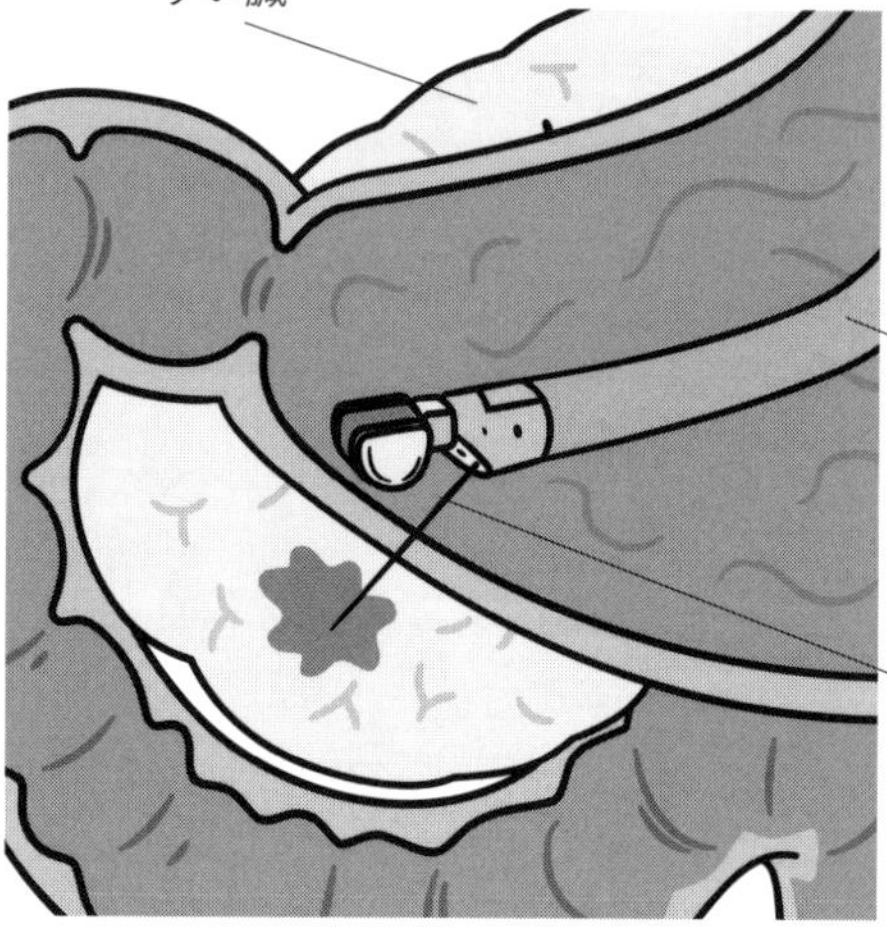

すい臓にがんが疑われる病変があった場合、EUSの先端から針を出して組織を採取する

超音波内視鏡による画像検査と同時に行えるため、効率的にできるのが大きなメリットです。

EUS‐FNAでは、針を刺すことによる出血や感染、急性すい炎などのリスクがありますが、その発生率はどれも1％未満です。そのため、比較的安全に行える検査といってよいでしょう。

鎮静剤を使って眠った状態で行われる検査で、検査自体の所要時間は約30分。外来で行っている施設と、1～2日の入院で行っている施設とがあります。

■ERCP――内視鏡によるすい管造影

口から内視鏡を入れ、すい管の内部に細い管を挿入して造影剤を注入し、すい管をエックス線で撮影する方法です。

このとき、すい管内からすい液を採取して、細胞の診断が行われることもあります。

先ほど解説したEUS‐FNAは、すい臓にできた〝かたまり〟(腫瘤)に針を刺して組織を採取する方法ですが、腫瘤が小さ過ぎると針を刺すことが難しくなります。

そうしたときに効果的なのが、このERCP(内視鏡的逆行性胆道すい管造影)です。腫瘤が見えない状態で、すい管の異常のみが見られる場合でも検査ができるため、ステージ0のすい臓がんの存在を診断できるのが大きな長所です。

EUS‐FNAと同じく鎮静剤を使って眠った状態で行われ、所要時間は15〜30分。入院が必要です。

早期のすい臓がんの診断に非常に有用な検査ではありますが、急性すい炎などの合併症

【ERCP】

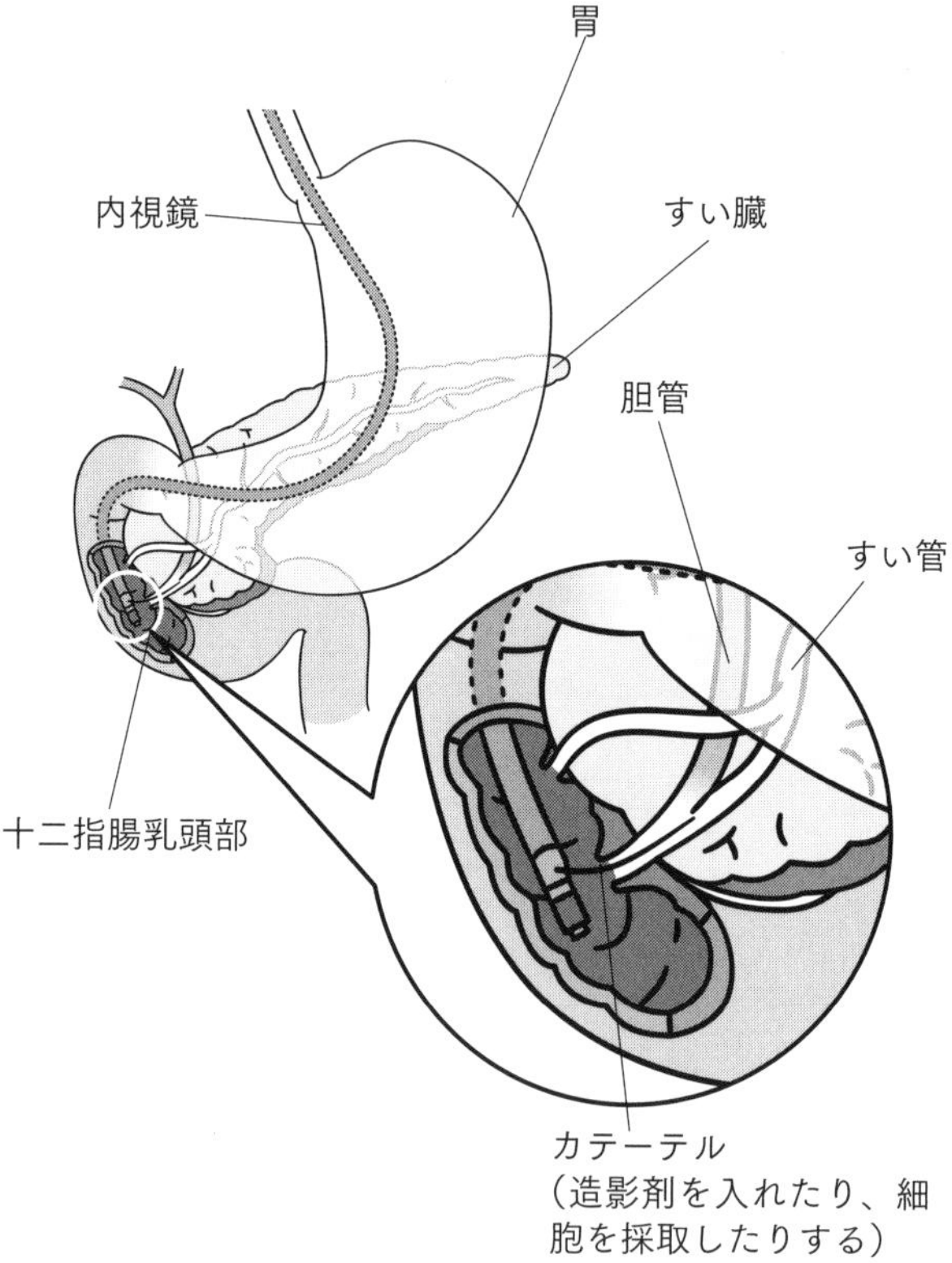

すい臓のがんの“かたまり”が見えなくても、ERCPで内視鏡によるすい管造影を行うとともに、すい液を採取して細胞の診断を行うことで、早期のすい臓がんの病理診断が可能である

が一定の確率（0・7〜11・8％）で発生する検査でもあります。万一発症したときに備えて、担当医は万全の体制で臨むことになります。

　多くの場合、すい管を造影後、すい液細胞診を同時に行います。

■SPACE（複数回連続すい液細胞診）

すい管のなかからすい液を採取して、がん細胞があるかどうかを調べる方法です。ERCPに引き続いて行われます。

内視鏡を使い、直径1・5ミリほどのチューブの先端をすい管に入れ、もう一方の端を胃や食道を通して鼻から出します。

こうして、すい液の一部を体外に引き出して、がん細胞の有無を連続的に調べます。チューブを留置している間は、何度でもすい管内の細胞を鼻から取り出し、細胞診を行うことができるのがメリットです。

　チューブをそのままの状態にしたまま1日もしくは数日かけて行うので、入院が必要です。ただし、その間の行動制限はあまりなく、水分の摂取などはある程度可能です。

【SPACE】

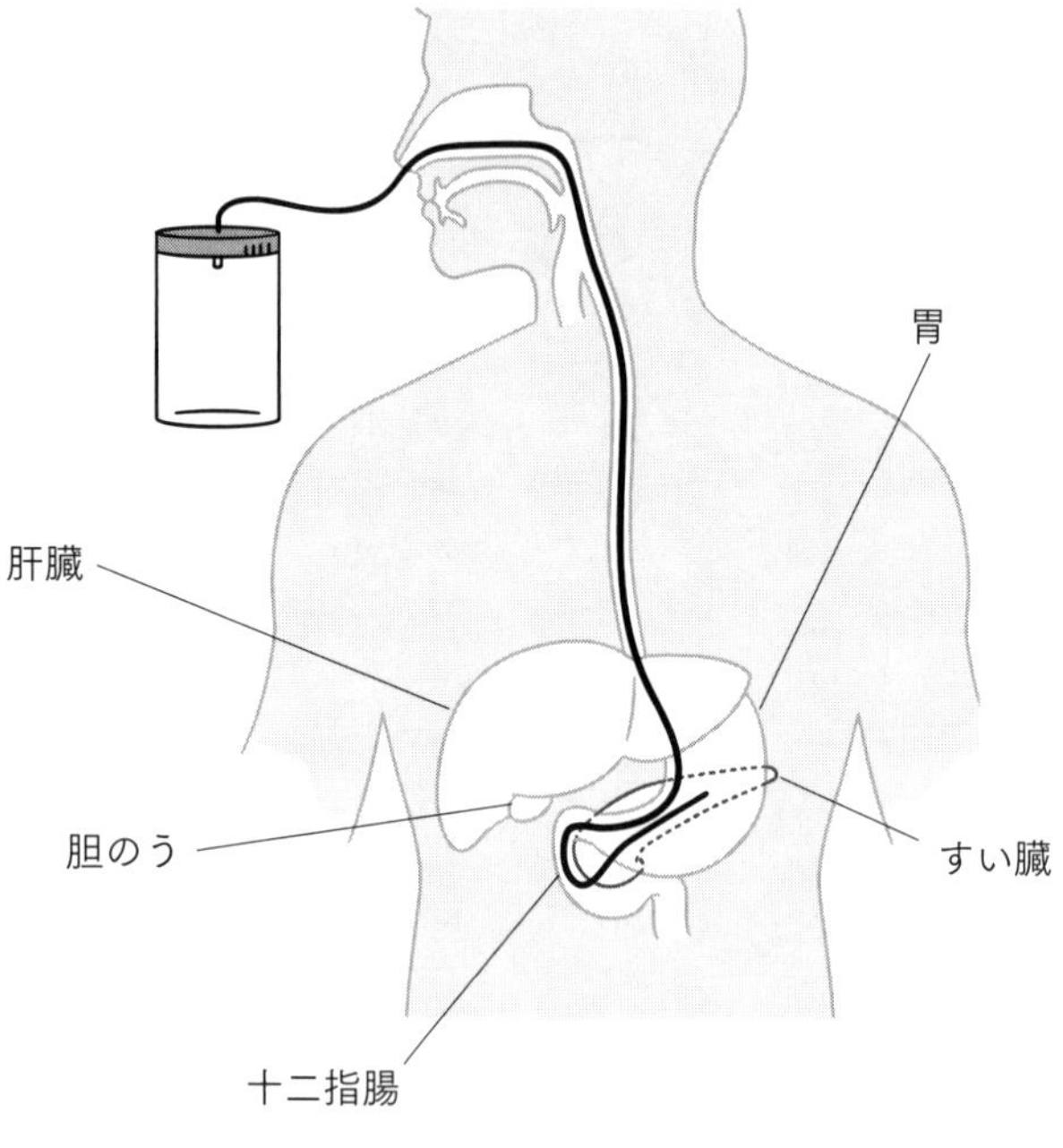

内視鏡を使って細いチューブの先端をすい管に入れ、もう一方の端を鼻から出す。すい液の一部を体外に引き出して、がん細胞の有無を連続的に調べられる

ＥＲＣＰと同じく、画像検査で疑いがある患者さんに対して、〝かたまり〟が見えない状態でも病理検査をするための方法です。

また、検査後に急性すい炎などの合併症が一定の確率（６・８〜16％）で発生する可能性があるのもＥＲＣＰと同様です。より細いチューブを用いることで合併症が起きる確率を下げられる可能性が報告されています。

担当医から検査法としてＥＲＣＰやＳＰＡＣＥなど、すい液細胞診の提示があった場合は、検査の必要性やその内容、合併症に関する詳細な説明を受けるとともに、もし検査を受けなかった場合のデメリットなどについても十分に理解しておくことが重要です。

がんの「存在診断」をしてから「確定診断」へ

すい臓がんの診断までの流れは以上のとおりです。血液検査や画像検査にはじまり、徐々に網を狭めていって病理検査ですい臓がんの存在を確定していくわけです。

そのなかで、ＥＵＳとＥＲＣＰは、画像診断によってがんの疑いがある人に対して、その存在を明らかにする「存在診断」に使われる検査です。

ＥＵＳとＥＲＣＰを行って、かなり疑わしいことになった場合、〝かたまり〟があればＥＵＳ－ＦＮＡの針をそこに入れます。一方、〝かたまり〟はないけれども、がんが原因ですい管に異常があると考えられるときは、すい管のなかにがん細胞があるかもしれないと考えて、ＳＰＡＣＥを行うことを提案します。

つまり、がんが存在しているに違いないと確認するために「存在診断」をまず行い、その存在診断の結果によって、がんがあることを確定する「確定診断」に進むかどうかを考えるのが正確な手順です。

なお、ＥＲＣＰやＥＵＳ－ＦＮＡは検査経験が豊富な施設で行うことが望ましいと考えられます。日本膵臓学会のホームページには、「日本膵臓学会指導施設」が公開されており、参考にされてもよいでしょう。

ステージ0で発見するために重要な検査

ＥＵＳとＥＲＣＰは、それぞれ専用の内視鏡機器を用いて行われる検査です。

このうち、ＥＲＣＰは極めてデリケートな検査であり、先ほども述べたように一定の確率で急性すい炎（ＥＲＣＰ後すい炎）が発症する可能性があります。

急性すい炎が発症した場合は、通常の急性すい炎の治療と同様に、絶食によるすい臓の安静や輸液投与などを行います。急性すい炎は、重症化するとまれに生命に関わることがありますので、ＥＲＣＰは必ず専門施設に入院のうえ実施します。

繰り返しになりますが、ＥＲＣＰはすい臓がんの検査としてとても有用な検査であるものの、どんな目的で行われるのか、どんな合併症が起きるのかを担当医からよく説明してもらい、十分に理解したうえで受けることが重要です。

このように、ＥＲＣＰはややリスクがある検査ですので、近年はＭＲＩの性能が向上しているともあり、すい管の画像を見るにはＭＲＩで十分ではないかという議論がありました。

しかし、ステージ０のすい臓がんはＭＲＩだけではなくＥＲＣＰを行わないと発見できません。ＥＲＣＰによってまず細かなすい管の異常を確認し、その後、確定診断に至るすい液細胞診を安全にできれば、〝かたまり〟ができる前のステージ０の段階でも、正確にがんの証拠を患者さんに提示できるため、超早期発見にはＥＲＣＰがやはり必要です。

患者さんの立場からすると、合併症の少ない方法がいいに決まっていますので、なるべくＥＵＳ‐ＦＮＡで検査をしたいのですが、〝かたまり〟ができていない段階では針を刺す目標がありません。

その場合は「検査後に急性すい炎の危険はありますが……」と患者さんに説明し、納得していただいたうえで、ＥＲＣＰですい管を造影し、すい液細胞診を行うという流れで検査を進めます。

言うまでもなく、万一すい炎が発症したときのために万全の準備をしておきます。検査前には、カテーテルの形状や硬さ、造影剤の種類なども怠りなく工夫して、患者さんに一番負担が少ないと思える方法で実施するのですが、それでも偶発的にすい炎が起こることもあるのです。

検査後は、患者さんの腹部症状を慎重に観察するとともに、3〜4時間後に必ず採血をして、すい炎の有無を調べます。担当した医師は患者さんに腹痛が起きれば、すぐに次の対応ができるように24時間体制で待機し、緊張感を持って過ごすこととなります。大変ではありますが、それがすい臓がんに関わる医師としての責務と思っています。

すい臓がんの診断の流れを次ページにまとめておきましょう。

「経過観察」といわれて安心してはいけない

画像検査や病理検査の結果、「**経過観察**」と医師から告げられる人もいることでしょう。これを聞いて、「そのままで問題ない」「異常なし」と受け取るかもしれません。

【すい臓がん診断の流れ】

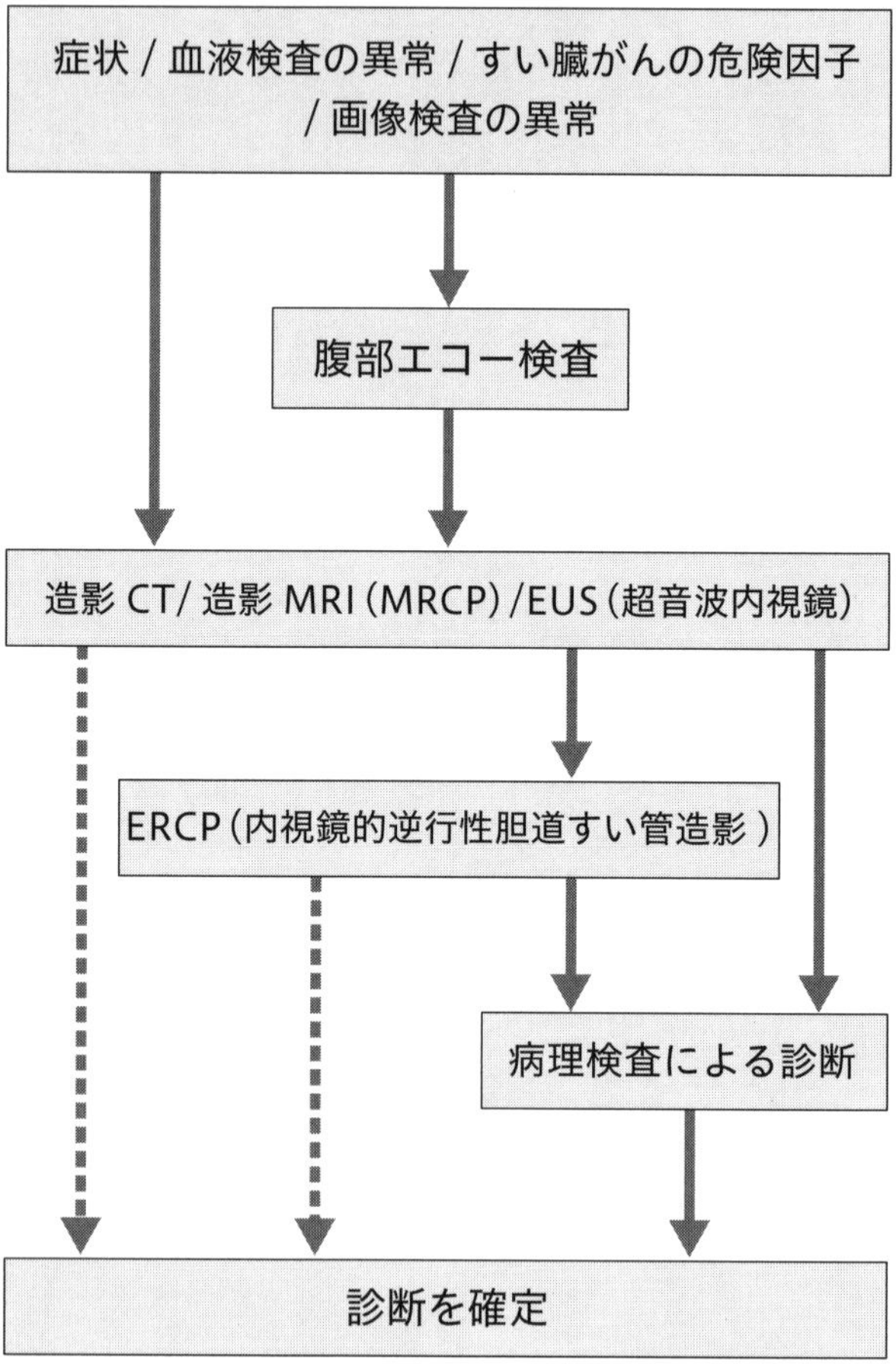

『患者・市民のための膵がん診療ガイド 2023 年版』を基に作成

しかし、安心してはいけません。

経過観察とは、疑わしい箇所に変化がないかどうか、定期的に検査をして調べることを意味しています。

つまり、すぐに投薬や手術などを必要とするほどの異常は見られないものの、けっしてそのままで問題がないという意味ではないのです。

すい臓の経過観察には、一般的に半年から1年に1回、血液検査とともに腹部エコー、CT、MRI、EUS（超音波内視鏡）を使った検診が行われます。

腹部エコーは患者さんにとって負担が少なく、一般の診療所でも手軽に受けられるのがメリットです。

しかし、患者さんの体形などによっては、すい臓全体をきれいに映し出せないことがあるため、そうした場合にはCTやMRI、そして必要があればEUSを使用することになります。

経過観察中は、検査の間隔や気をつけるべき生活習慣など、担当の医師とよく相談してください。

3章で説明するように、喫煙、飲酒を控えるとともに、適度な運動をして肥満を避けるなど、すい臓に負担のかからない生活をすることが大切です。

4 超音波内視鏡の普及が早期発見を加速

内視鏡センターの設立が「尾道方式」につながる

私がすい臓がんに本格的に取り組もうと決意したのは、1997年に広島大学から故郷の尾道市にあるJA尾道総合病院に赴任してきたときのことです。

島根医科大学を卒業したのが1988年なので、そこから数えると10年目にあたる年でした。

広島大学ではすい臓、胆道がんのがん化の機序を分子生物学的に研究するとともに、すい臓がんの内視鏡的な診断や治療法を修練して1996年に学位をいただき、すい臓研究室のチーフを1年間務めたところでした。

私が赴任するまで、JA尾道総合病院にはすい臓の専門医はいらっしゃいませんでした。しかし、当時は徐々にすい臓がんの患者さんが増えていたこともあり、すい臓病を専門とする医師が必要だとの要請が病院から広島大学に届いたようです。

私は教授室に呼ばれ、担当教授に打診されました。

「尾道は地元だったよね。来年、尾道総合病院の内科部長のポストが1つ空くようなのだけど、どうかな？　すい臓を専門にやっている先生はいないはずだから、2～3年行ってみて、内視鏡診療の組織づくりをしてもらいたいのだけれども」

当時、尾道では両親も健在でしたから、2～3年ならば地元に貢献するのも悪くないなと思って、軽い気持ちで引き受ける返事をしました。

それが、25年を超えて居続けることになるとは思ってもいませんでした。

尾道でまず取り組んだのは、看護師さんや技師さんに声をかけて、すい臓病に関する内視鏡診療をやりたいという意気込みのあるメディカルスタッフを増やすことでした。

そして、6年にわたってかなりの数のスタッフと勉強会を重ね、仲間が増えたタイミングで、私に尾道への赴任を命じた当時の教授が病院長として着任され、2003年に内視鏡センターが設立されました。そして私は、内視鏡センター長に就任しました。

これはもう逃げられない。その後、人員や機材を確保したり、地域の先生方との信頼関係を構築していったことが、2007年に産声を上げる「尾道方式」につながったと感じています。

気軽にできる検査ではなかったERCP

当時はまだMRIの解像度が悪かったので、微細ながんを診断しようと思ったら、腹部エコーの検査に引っかかった人を対象にしてCT検査を行い、その次の検査としてはもう、ERCPしかありませんでした。

私自身は、1997年に尾道に戻った時点でERCPのスキルを持ち合わせていましたから、なるべく早期のすい臓がんを見つけたくて、赴任当初から地元の開業医の先生方に声をかけていったのです。

「エコーで疑問のある患者さんはどんどんご紹介ください。私がＥＲＣＰを行ってがん細胞の証拠をつかみます」

しかしＥＲＣＰは、いくら注意を払っても一定の確率で合併症を起こしてしまう検査です。

自覚症状が何もないのに、数値や画像に多少の疑問があるというだけで、入院させられて、カメラを体内に放り込まれて、終わってみたらＥＲＣＰの合併症で急性すい炎を起こして、２週間も大変な思いをした――なかにはそんな患者さんも出てきます。

患者さんのご心配、苦情、文句は当然でしょう。開業医の先生からお叱りを受けたのも、一度や二度ではありませんでした。

内視鏡センターができた２００３年から５～６年間は、そうした日々の連続でした。

しかし、当時、ＥＵＳやＭＲＩの性能が急速に進歩しはじめており、「近いうちに大きなブレイクが来るはずだ」という確信はありました。

病院と診療所の連携が「尾道方式」のカギ

１９９７年、私が尾道に帰ってきて驚いたのは、病院の専門医と地域の開業医との間の敷居が低いことでした。

たとえば、開業医の先生が休診日に総合病院に来られ、病棟の担当医と一緒に白衣を着て、ご自分が紹介した患者さんを２人で回診する。そんなことが頻繁に行われていました。

尾道市医師会では、当時医師会長であった片山壽《ひさし》先生を中心に、ターミナルケア（終末期ケア）に関する充実した地域包括ケアが構築されており、人生の最終段階が近づいた患者さんが病院から退院されるときには、勤務医、開業医を含めた専門家がチームカンファレンスを行い、「この患者さんを自宅に帰した後に、開業医チームがなすべきことは何か」を議論をするしくみがすでにありました。

地域ぐるみで在宅ケアを行う方式が提唱されていたので、ターミナルケアに関してはすでに良好な病診連携がとれていたのです。

「尾道方式」という言葉は、現在では「すい臓がんの早期発見プロジェクト」を指すことが多いのですが、もともとは地域包括ケアのターミナルケアで使われていた言葉だったのです。

こうした下地があったからこそ、すい臓がんの「尾道方式」を立ち上げることができ、成果を上げられたといっても過言ではありません。

そして、すい臓がんの「尾道方式」を立ち上げた直接のきっかけは、私が医師会の地域包括ケアを管理する委員会に出席したときのことです。

委員会のテーマとは関係ないものの、「せっかくの機会なので、みなさんの前ですい臓がんの早期発見のプロジェクトについて話をしてもらえますか」と進行役の先生に促されて、ここぞとばかりに持論を披露したのがはじまりでした。

手応えはありました。

「ほかにそういうことをやっているところはあるの？」

「いや、医師会の先生方とご一緒に取り組みを行っているところは、私の知る限りどこにもないと思います」

そう答えると、

「どこにもないなら、やったらおもしろいかもね」と言っていただけました。

最初のうちは、「とはいってもすい臓がんはなかなか難しいから、やってもだめかもしれないね」という空気のほうが強かったのですが、最終的には「そこまで言うならやってみようか」ということになり、医師会公認のプロジェクトになりました。

こうして誕生したのがすい臓がん早期発見の「尾道方式」です。

行政の協力や機器の高性能化が追い風になる

「尾道方式」の定着には、さまざまなことが追い風になりました。

行政の協力も非常に大きな後押しになりました。プロジェクトがはじまった翌年の2008年、尾道市の40歳以上の特定健診対象者に、安価な追加料金でがん検診の腹部エコーをオプションとする制度が導入され、多くの診療所のご協力を得ることができました。

当時の尾道市の幹部の方々が医師会の取り組みに共感してくださり、補助してくださったのです。当時の尾道は慢性C型肝炎の患者さんが多く、結果として肝臓がんが増えていたため、その対策として腹部エコー検査に力を入れようとしていたところでした。

腹部エコー検査をすれば、やはり増えつつあるすい臓がんも見つかる可能性が高まります。肝臓と同時にすい臓も見ることができますから、肝臓がんとすい臓がんを含めたがん検診のエコーオプションを加えようということになったのです。

機器の高性能化も追い風になりました。

ＭＲＩで撮れる画像の質は、5年から10年ほどで一気に向上しました。ＥＵＳ（超音波内視鏡）も今でこそ普及していますが、「尾道方式」がはじまった当初はまだまだでした。操作できる医師が尾道の病院では私だけという状況でしたので、検査できる数も限られていました。

当時は、超音波で拾った画像を歯車の動きで撮るという機械式だったのですが、今では優秀なコンピューターが内蔵された電子式になり、画像の質も飛躍的に進歩しました。

前述のように、ＥＲＣＰ（内視鏡的逆行性胆道すい管造影）は気軽にできる検査ではなかったので、ＥＵＳの登場と進歩が「尾道方式」のコンセプトを前進させる大きな原動力になったと言ってよいでしょう。

全国に広がる早期発見のプロジェクト

すい臓がんの早期発見プロジェクトは、尾道だけでなく全国に広がっています。

２０２３年12月現在、大阪市北部や山梨県、三重県、和歌山県など、国内50カ所を超える地域で開始されています。

2011年からはじまった「山梨プロジェクト」では、山梨大学医学部附属病院と健診施設が連携して、すい臓がんの検査と経過観察を円滑に行う体制を整備しています。

「大阪市北部早期膵癌プロジェクト」では、2013年から大阪北地区で「尾道方式」を取り入れて医師会と中核施設が連携した結果、外科的切除率が32%、5年生存率が15%に向上しています。

また、北里大学、横浜市立大学、三重大学、和歌山県立医科大学、近畿大学、名古屋大学などの大学病院および関連施設が中心になって、すい臓がんの早期発見に取り組む例も出てきました。

このように、すい臓がんの早期発見プロジェクトは、お住まいの近くにもあるかもしれません。本書を読んで検査を受けたいと思った方は、すい臓がんの診断を専門にする医師や施設を探してみてください。

日本膵臓学会のホームページにある「認定指導医制度について」にアクセスすると、

全国の指導施設、指導医を見ることができます。

とは言え、すい臓がんの早期発見プロジェクトは、まだ全国津々浦々に取り組みが普及するまでには至っていません。

身近にすい臓がんの専門病院がなくても、すい臓がんが疑われるような腹部の症状があったり、検診で「すいのう胞がある」と指摘されたり、家族がすい臓がんになったときには、近所にある消化器系の診療所を訪れて、医師に相談のうえ、必要があれば腹部エコー検査を受けていただくのがおすすめです。

そこまではっきりとした症状はないけれども「すい臓がんが気になる」という場合は、人間ドックなどの「腹部エコー検査」を活用するとよいでしょう。

定期的に血液検査と腹部エコーを受けることが、気軽にできる大事なアプローチだと考えられます。

第3章

すい臓がんになりやすいのはどういう人か

1 自分のすい臓がんの「危険因子」を知ろう

「危険因子」が分かれば早期発見に役立つ

すい臓がんの早期発見をするためには、「**危険因子**」(リスク)の考え方が非常に重要です。

すい臓がんにはいくつかの危険因子があるため、その因子を持っている人を中心に検診を進めていくことで、効率的に正確に早期発見ができるのです。

実は、科学的な根拠としてすい臓がんの危険因子がまとめられたのは、日本では2006年になってからのことでした。

それまでは、専門家の間で「こうした人はなりやすいのでは?」と言われていた要素はありましたが、すい臓病の専門医が集まる日本膵臓学会によってガイドラインにまとめられたのは2006年が最初です。
ガイドラインがまとめられたのは、主要ながんのなかでは、すい臓がんが最も遅い部類になってしまいました。それだけ、すい臓がんが難しいがんであることを意味しています。

特に注意すべきすい臓がんの危険因子は、次の4つです。

①がんの家族歴・既往歴
親、兄弟姉妹、子どもをはじめ、血縁のある近親者にすい臓がんの患者がいる
近親者に大腸がん、乳がん、卵巣がんの患者がいる
本人に大腸がん、乳がん、卵巣がんの既往歴がある
②すい管の変化
画像検査で、「すい管拡張」や「すいのう胞」が見つかった
③すい臓の病気
慢性すい炎がある
40歳以降で急性すい炎を経験した

家系にすい炎患者が多い

④糖尿病

50歳以降で急に糖尿病を発症した

治療中の糖尿病が急激に悪化した

では、それぞれについて、詳しく説明していきましょう。

2 リスク①　すい臓がんの家族歴、ほかのがんの既往歴

「家族性すいがん家系」の人は定期検査が大切

すい臓がんのリスクを考えるときに、まず気になるのが**家族歴**ではないでしょうか。家族や親族をすい臓がんで亡くしたことのある人は、自分もすい臓がんになるのではないかと心配になることでしょう。

家族にすい臓がんの患者が多数いる方は、確かにすい臓がんのリスクが高まります。これまでの研究によれば、親、兄弟姉妹、子のうちで、すい臓がん患者が1人いる場合はリスクが4・5倍、2人の場合は6・4倍、3人以上だと32倍に跳ね上がります。

親、兄弟姉妹、子どもにすい臓がん患者がいる人のリスク

1人…………4・5倍
2人…………6・4倍
3人以上……32倍

このうち、リスクが**5倍以上**になる「2人以上いる家系」を、**「家族性すいがん家系」**と呼びます。すい臓がんの全患者さんのうち、5～10%がこの「家族性すいがん」だと推測されています。

このような家系の方に、どのような検査をどの程度の間隔で行うことが望ましいかについては、いまだ明確ではありません。

現在、国立がん研究センターと日本膵臓学会は共同で、家族性すいがん家系の方を対象に、半年に1回の血液検査と画像検査（ＥＵＳとＭＲＩを交互に行う）による観察研究を実施しています。

リスクは5倍を超えると「要注意」と理解してください。

ですから、たとえば家族でお母さん1人だけが発症しているのであれば、必ずしもハイリスクというわけではありません。

しかし、そういった方も、できれば人間ドックなどを利用しながら、年に1回、腹部エコーや血液検査を受けることをおすすめします。

ところで、この「家族性すいがん家系」の定義には祖父母は含まれていません。たとえば、父とその母親がすい臓がんになった場合には、子は安心なのでしょうか。

確かに、自分の親とその親の場合は「家族性すいがん家系」の定義にはあてはまりませんが、先祖をたどって2世代、3世代とすい臓がんになった方がいると、やはり同等に危険度は高いと思われます。

実際、私たち現場の医師も、ハイリスクであると考えて扱っています。私の経験ですが、おばあちゃん、お母さん、娘さんと、女系で3世代続けてすい臓がんになったというケースもあります。

「家族性すいがん家系」については、日本膵臓学会が設立した「家族性膵癌《すいがん》登録制度」のホームページでも解説しているので、参考にしてください。

遺伝子の変異がリスクを高める「遺伝性腫瘍症候群」

「家族性すい臓がん家系」と関連して、遺伝的にすい臓がんのリスクを高める「**遺伝性腫瘍症候群**」の存在が分かっています。

これは、特定の遺伝子が変異することによって、すい臓がんやその他の腫瘍の発生リスクを高めるものです。

すい臓がん症例で最も多い遺伝性腫瘍としては、**ＢＲＣＡ**（ＢＲＣＡ１とＢＲＣＡ２）という遺伝子の変異が関連していることが分かっています。

ＢＲＣＡ遺伝子はがん抑制遺伝子の１つで、ＤＮＡに生じた傷を修復する働きがあります。しかし、変異によってＢＲＣＡ遺伝子がうまく働かなくなると、傷の修復が追いつかずに蓄積していき、がん細胞の発生や増殖につながってしまうのです。

最近の研究では、遺伝性腫瘍がすい臓がん全体の**７％**という数字もあります。この数字を少ないととらえる方もいるかもしれません。

しかし、多いとは言えないまでも、けっして少ない数字ではありません。

BRCAの遺伝子変異は、遺伝性の大腸がん、乳がん、卵巣がんにも関係しているといわれており、親から子へ引き継ぐ可能性は2分の1とされています。

そのため、近親者に大腸がん、乳がん、卵巣がんがいる方、本人が大腸がん、乳がん、卵巣がんになった経験がある方も、すい臓がんの危険因子ありとして、定期的な検査がすすめられます。

この遺伝子変異は、血液検査で見つけることができます。近親者に卵巣がん、乳がんの方が大勢いらっしゃるため、その遺伝子を調べたところBRCA遺伝子の変異が見つかった、というケースはよくあります。

すい臓がんと診断された後で組織をとって調べて見つかるケースもあります。

また、現在はさまざまな分野でゲノム診療が進歩しているので、偶然BRCAの遺伝子変異を持っていることが分かる人も増えています。

ＢＲＣＡ遺伝子の変異以外にも、すい臓がんに関与する遺伝子変異はいくつか見つかっていますが、いずれも極めてまれです。

ＢＲＣＡ遺伝子の変異は抗がん剤の効果が高い

ＢＲＣＡの遺伝子変異があっても、親、兄弟姉妹、子のうちで、すい臓がん患者が１人だけの場合は、家族性すいがん家系には含まれません。しかし、そのような方は、大半のすい臓がん専門病院においてもハイリスク者として扱い、定期的な検診をおすすめしています。なお、ＢＲＣＡ遺伝子変異のある方でも、すい臓の画像所見に異常がない場合、定期的な検査に保険が適用されないケースがあるので注意が必要です。

ＢＲＣＡ遺伝子変異があるものの、家族にすい臓がんの方がいない場合は、対応が定まっていません。ただちにすい臓がんのリスクにはならないとする医師もいますし、念のために１回見ておこうという医師もいます。

いずれにしても、ご自身にＢＲＣＡ遺伝子変異があるかどうか、前もって知っておくと、すい臓がんで命を落とすリスクが大きく低減できます。普段から定期検査を受けることで、たとえすい臓がんになったとしても超早期で発見できるチャンスが増えるからです。

そのためには、近親者に乳がんや卵巣がんの患者さんがたくさんいる人は、遺伝子検査でＢＲＣＡ遺伝子変異の有無を調べるのも１つの選択肢です。ただし、自費診療になってしまうため、数万～30万円程度がかかってしまいます（すでに遺伝性腫瘍が診断されている方の血縁者の検査は、自費診療でも１～3万円程度で受けられます）。

遺伝子検査や遺伝カウンセリングは、厚生労働省が指定している「がんゲノム医療拠点病院」やその連携病院で受けられます。厚生労働省のホームページや、がんゲノム医療拠点病院およびその連携病院にある相談支援センターで確認してみてください。

がんのリスクが高くなる遺伝子変異が見つかったときに、まず実践してほしいのは、生活習慣面のリスクを下げる取り組みです。

のちほど説明するように、喫煙、大量の飲酒、肥満はすい臓がんのリスクを上げることが分かっています。担当の医師とよく相談して、禁煙、禁酒・節酒、日常的な適度の運動、食事のコントロールを心がけてください。

ところで、ＢＲＣＡの遺伝子変異を持っている人はリスクも多いのですが、悲観することはありません。その一方で特定の抗がん剤がよく効くことも分かっているためです。

ＢＲＣＡの遺伝子変異を持っているということは、リスクがあることを警告していると同時に、治療の道筋を示しているというわけです。

3 リスク② すい管の変化やすいのう胞

画像検査で「すい管の拡張」が見つかったら要注意

「すい管の変化」や「すいのう胞」も、すい臓がんの大きな危険因子です。

腹部エコーやCT、MRIなどの画像検査で、すい管が太くなる「**すい管の拡張**」や、すい臓のなかや周囲に液体の入った袋が出現する「**すいのう胞**」が認められた場合は、注意が必要です。

2章で説明したように、すい管にがんができたことによってすい管が拡張したり、すいのう胞が生じることがあるため、どちらも注意すべき危険因子なのです。

すい管の拡張については、すい体部に見つかった2・5ミリ以上のすい管の拡張はすい臓がんのリスクとされ、要注意と判断します。すい管拡張の原因は、がんの発生によってすい液がせき止められて上流側のすい管が膨れてしまったことのほか、多量の飲酒による炎症の発生など、いくつか考えられます。

悪性の腫瘍性すいのう胞が見つかることも

すいのう胞はどうでしょうか。のう胞自体は、実は珍しいものではありません。加齢によるシミやシワと同じく、あちこちの臓器にのう胞ができることがあるためです。

たとえば、肝臓や腎臓にできるのう胞は、そのほとんどが良性で、年に一度程度の経過観察で大きさに変化がなければ問題ないとされるのが一般的です。

しかし、すい臓にできるすいのう胞は事情が違います。腎臓や肝臓ののう胞とは性質が異なり、腫瘍性すいのう胞と非腫瘍性すいのう胞があります。

特に腫瘍性すいのう胞の場合は、将来すい臓がんが発生する可能性があるため、その形によっては定期的に検査を受けることがすすめられます。

一般的に、すいのう胞が確認されている人は、すいのう胞がない人に比べて、すい臓がんの発生リスクが約3倍になるという報告があります。

すいのう胞については、5章で改めて詳しく解説します。

4 リスク③ 急性すい炎と慢性すい炎

ごく小さながんが原因で急性すい炎が起きることも

慢性すい炎や急性すい炎などのすい臓の病気があると、すい臓がんのリスクが高まります。

このうち**急性すい炎**は、すい液によってすい臓が溶けてしまう急性の病気で、強烈な痛みを引き起こすのが特徴です。主にアルコールの過剰摂取と胆石が原因とされていますが、ごく小さなすい臓がんが存在して、それが原因ですい炎を起こしている場合もあります。

特に、中高年になってから急性すい炎を発症したときは要注意です。治療後も最低2年間は注意して経過観察することが大切です。

慢性すい炎があるとすい臓がんのリスクが跳ね上がる

慢性すい炎は、炎症が長く続くことですい臓が線維化し、硬くなり、機能が衰えていく病気です。

硬くペラペラになったすい臓にポツンとがんができることもあります。検査をしても小さながんが見つかりにくいことがあるので要注意です。

慢性すい炎があると、すい臓がんになる可能性が7～11倍に跳ね上がるといわれています。

急性すい炎と慢性すい炎については、5章で改めて詳しく解説します。

5

リスク④ 糖尿病

50歳以上になって急に糖尿病になった人は要注意

すい臓は血液中の糖を調整するインスリンを分泌するため、**糖尿病**とすい臓は密接な関わりがあります。

50歳以上になって急に糖尿病になった人は要注意です。思い当たる節がないのに糖尿病を発症した場合には、ぜひすい臓の画像検査および血液検査をしてください。

糖尿病が発症してから2年以内ですい臓がんが発見されることが多く、特に発症して1年未満の人がすい臓がんになるリスクは、糖尿病でない人と比べて5・4倍と非常に高くなっています。

また、治療中の糖尿病が急に悪化した人に、すい臓がんが発見されることも少なくありません。糖尿病を長くコントロールしてきたのに急に数値が悪化した場合は、すい臓がんを疑う必要があり、私も臨床の現場でときどき遭遇します。

すい臓がんが原因で糖尿病が急速に悪化することも

実際に、私たちが臨床の現場で多く経験するのは、糖尿病の急速な悪化がすい臓がん発見の契機になったというケースです。

長いこと糖尿病の経過観察を行っているなかで、生活習慣を特に変えていないのに、直近1〜2カ月の血糖値を反映するＨｂＡ１ｃの値が悪化することがあります。なぜだろうと不思議に思っていると、その後、すい臓がんが見つかるのです。

糖尿病も家族歴が関係する病気ですが、親や兄弟姉妹に糖尿病が出ていないのに、急に健康診断でＨｂＡ１ｃが高いといわれた場合は要注意です。

尾道市医師会では、こういった場合にすい臓がんの可能性があるので、必ずすい臓の画像診断を受けてくださいと啓発しています。

日本膵臓学会膵癌登録の報告では、すい臓がん患者のうち糖尿病をあわせ持っている人の割合は**25・9%**と高く、糖尿病の人がすい臓がんになるリスクは一般の人と比べて**約2倍**とされています。

また、すい臓がんだけでなく、慢性すい炎などのすい臓の病気でも糖尿病が悪化することがあります。普段の生活習慣が原因である2型糖尿病と、すい臓の病気が原因となった糖尿病とでは、治療方法がまったく異なりますので、きちんと検査して原因を突き止めることが大切です。

6 喫煙、飲酒、肥満もすい臓がんの危険因子

ほかに気をつけたい生活習慣とは?

これまでに挙げた危険因子のほか、**喫煙**、**飲酒**、**肥満**のような生活習慣に関わることがらも、がんの危険因子とされています。

■**喫煙**

喫煙はあらゆるがんの危険因子であり、すい臓がんのリスクも**1・7〜1・8倍**になります。リスクの程度は喫煙量(本数×期間)に関係するといわれています。

禁煙するとリスクは徐々に低下しますが、非喫煙者と同レベルまで下がるには約20年かかるといわれています。現在たばこを吸っている方は、一刻も早く禁煙することをおすす

めします。

■飲酒

前にも述べたように、慢性すい炎はすい臓がんの危険因子です。そして、慢性すい炎の原因として最も多いのがアルコールです。

1日のアルコール摂取量が**24〜50グラム以上**の人は、お酒を飲まない人と比べた慢性すい炎のリスクは**1・1〜1・3倍**です。飲酒量がそれ以下ならば、リスクは上がらないと言われています。つまり、適量ならよいのですが、飲み過ぎは危険ということです。

アルコール摂取量は、以下の式で算出できます。

アルコール摂取量（グラム）＝お酒の量（ミリリットル）×〔アルコール度数（％）÷100〕×0・8

たとえば、アルコール5％のビールを中瓶（500ミリリットル）で1本飲むと、アルコール摂取量は20グラム（500×0・05×0・8）になります。

■**肥満**

肥満の程度を表す**BMI**（肥満指数）が30以上になると「肥満」と定義されます（日本では25以上）。

海外ではこの肥満によってすい臓がんのリスクは1・3〜1・4倍になるとされています。日本の場合、肥満男性のすい臓がんリスクは**1・7倍**と高まります。

特に、**20代**の肥満男性は**3・5倍**まで高まるので要注意です。

BMIは、次の式で求められます。

BMI＝体重（キログラム）÷〔身長（メートル）×身長（メートル）〕

第4章

すい臓がんと診断されたらどのような治療があるか

1 がんを切除できるかどうかで分類する

根治が期待できるのは外科手術

すい臓がんには、「怖い病気」というイメージが定着しています。そのため、すい臓がんと診断されると、多くの人はショックを受けて、何も考えられない状態に陥ることも少なくありません。

しかし、近年はすい臓がんに関する研究が急速に進み、新しい治療法や治療薬が登場しています。ぜひ、希望を持って治療を受けていただきたいと思います。

すい臓がんの治療法のうち、根治が期待できるのは**外科手術**です。早期のステージで発見して手術によってがんを切除することが理想です。

ただ、すい臓がんで厄介なのは、すい臓の周囲に**総肝動脈、上腸間膜動脈、腹腔動脈、門脈**などの重要な血管が走っていることです。

がんがそうした血管に接していたり、巻き込んでいたりすると、手術は難しいものになってきます。

すい臓がんでは、そうした血管との関係や、遠隔転移(すい臓以外の臓器や腹膜、胸膜にがんが転移している状態)の有無によって、手術ができるかどうかが次の3つの状態に分けられます。

①切除可能

遠隔転移がなく、がんが周囲の主要血管から離れていて、切除すればがんが体内に残らない状態。

②切除可能境界

明らかな遠隔転移は認められないものの、すい臓がんが周囲の重要な血管に接しているため、手術をしても目に見えないがんが体内に残る可能性がある状態。

【がんの浸潤と転移】

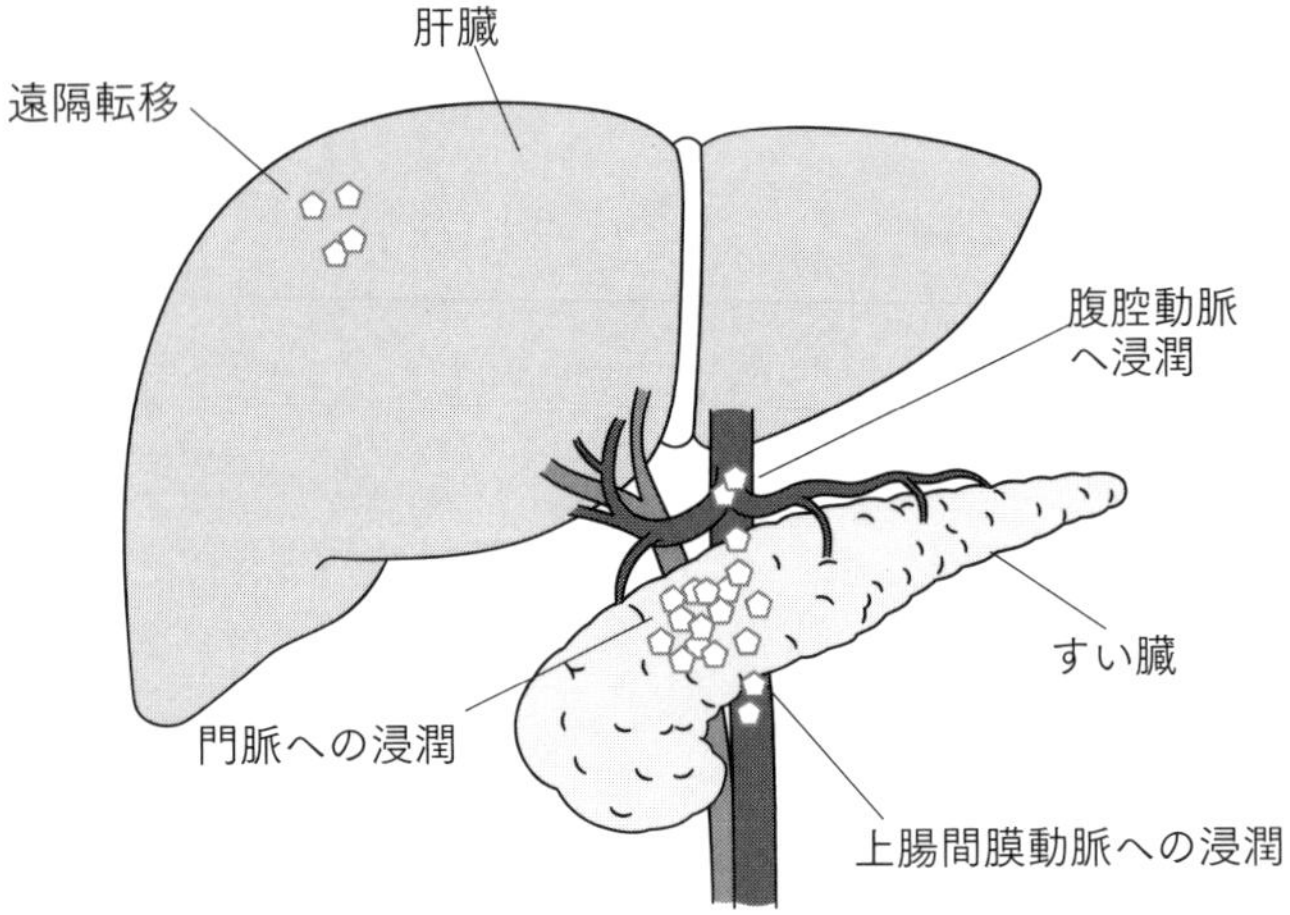

すい臓がんが進行すると、腹腔動脈や上腸間膜動脈、門脈などの重要な血管に浸潤したり、肝臓などほかの臓器に遠隔転移することがある

③切除不能

がんが遠隔転移をしていたり、主要な血管ともからんでいるために切除できないと判断される状態。

ステージ0の切除可能がんならば腹腔鏡手術も可能

「切除可能」と判断されたすい臓がんは、患者さんの状態に問題がなければ、手術による切除が最良の治療となります。

これは、がんを切除しなかった人や、手術以外の治療のみを受けた人と比べて、切除による治療を受けた人のほうが明らかに生存率が良かった、という研究結果に基づいています。つまり、「エビデンス」に基づいた選択です。

すい臓がんが「切除可能」と診断された場合、がんの〝かたまり〟ができていれば、その周辺のすい臓を切除します。

しかし、すい臓がんでは、〝かたまり〟がなくてもがんと診断されることがあります。2章で解説したように、すい管の異常やすいのう胞が見つかり、ERCP（内視鏡的逆行性胆道すい管造影）やSPACE（複数回連続すい液細胞診）で細胞の診断を行った結果、ステージ0のすい臓がんと診断されたケースです。

その場合、すい管の異常やすいのう胞が見つかった場所をもとに、目に見えないがんができている箇所を見極めてすい臓を切除します。

もちろん、事前に内科と外科が十分にカンファレンスを行い、どこからどう切除すればよいのか、それぞれの患者さんのすい管の画像をしっかり吟味したうえで決定します。

また、従来はすべて開腹手術で行われていましたが、ステージ0の切除可能がんでは内視鏡を使った**腹腔鏡手術**も増えてきました。

開腹手術と違って、腹部に小さな穴を開けて行うので、患者さんの肉体的負担が少ないのがメリットです。

とは言え、ステージ0だからといって、必ずしも腹腔鏡手術ができるとは限りません。個々の患者さんの状況によって、最終的に担当医が判断することになります。

手術の前後に抗がん剤を使うことも

ステージ1、2の切除可能がんの場合、単に手術だけをするのではなく、手術の前後に**抗がん剤**を使ってがんを小さくすることが行われます。

切除可能がんにおいて、手術前の抗がん剤が有効なのかどうかは、長いあいだ明らかになっていませんでしたが、その確たるエビデンスが2019年に日本から発信されました。膵癌術前治療研究会というグループに所属する先生方が、質の高い臨床試験の結果、手術前の抗がん剤治療によって患者さんの生存率が向上すると公表したのです。

また、手術後も再発を防ぐために抗がん剤治療を行います。手術後の抗がん剤が生存率を改善することは、ドイツで行われた臨床試験で明らかにされています。

すい臓がんは、切除しても再発することが多い病気です。手術のみでは完全に治すこと

【すい臓がん治療の流れ】

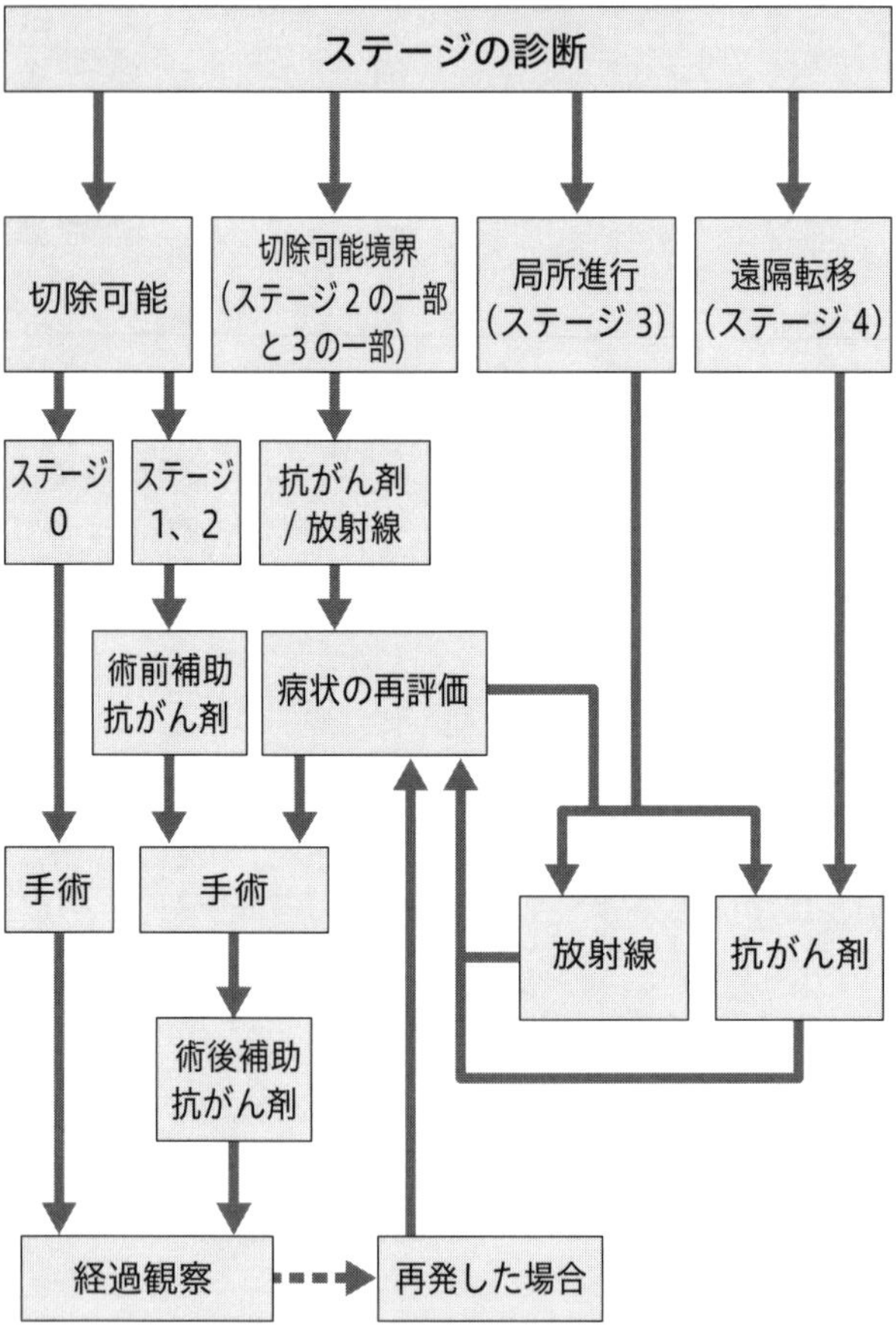

『患者・市民のための膵がん診療ガイド2023年版』を基に作成

が難しいので、たとえ切除可能がんと判断された場合でも、最近では手術前と手術後に抗がん剤を使うことが一般的になっています。

すい臓がんの治療の流れについて、まとめておきましょう（右ページ）。

2 がんを残さず取り除き再発を防ぐ

すい臓がんの手術には主に3種類がある

すい臓がんの手術では、がんを残さず確実に取り除くために、がんだけでなくその周囲の正常な組織や、必要に応じて周辺の臓器を切除することもあります。

具体的には、すい臓がんの手術には、すい臓内でがんが発生している箇所や広がりによって、大きく3通りがあります。

■すい頭十二指腸切除術

すい頭部、つまり十二指腸につながる側にあるがんを切除する際に行われる手術です。

すい頭部からすい体部にかけての3分の1から2分の1、胆管、胆のう、十二指腸、胃

【すい頭十二指腸切除術】

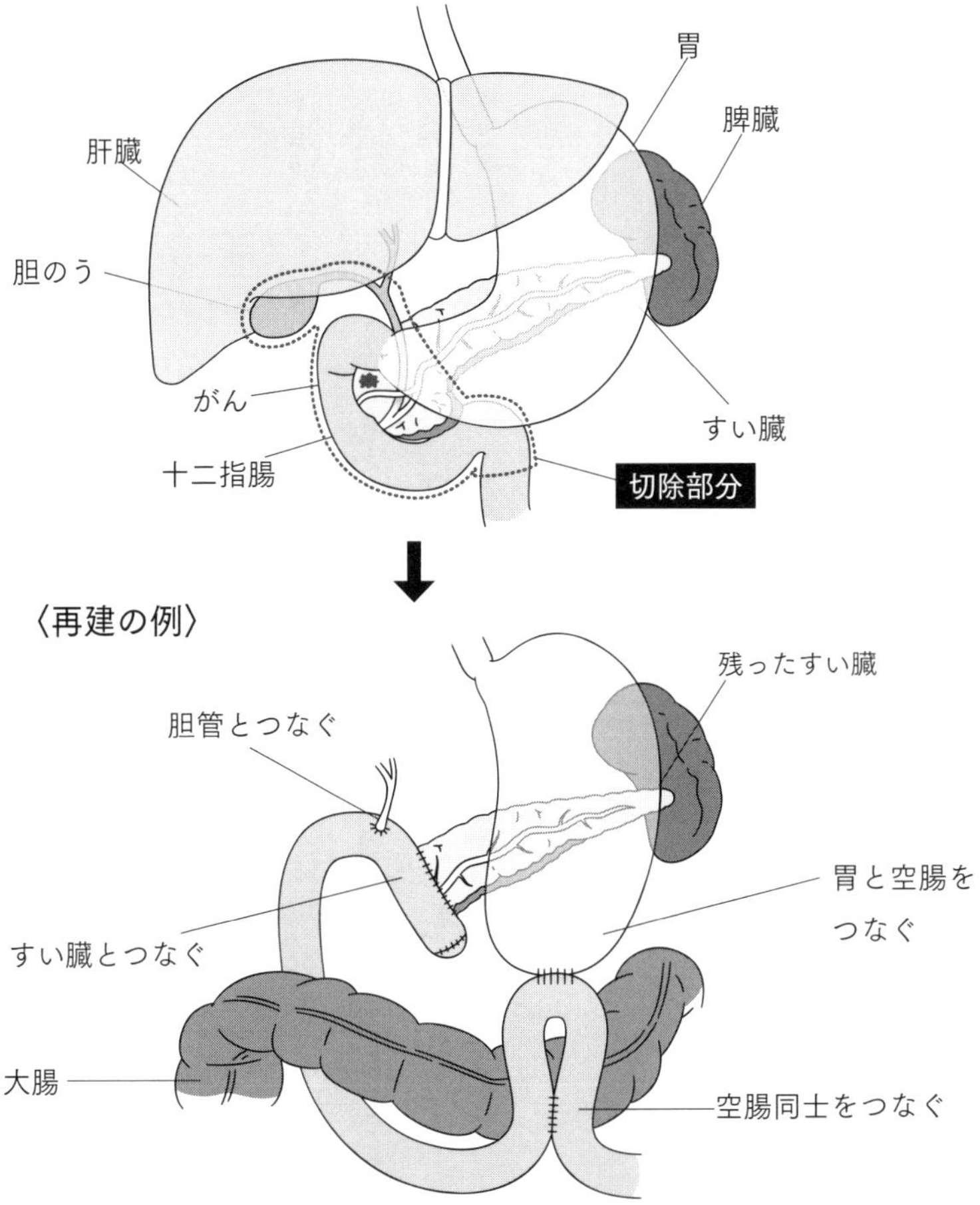

すい頭部にがんがある場合に、胆のうや十二指腸、胃の一部などとともに手術で切除する。その後、臓器と臓器をつなぎ合わせて再建する

の一部を、周辺リンパ節とともに取りますが、近年は胃の大部分を残すケースが増えています。

切除後に、残った臓器と臓器をつなぎ合わせて再建を行います。

■すい体尾部切除術

すい体尾部、つまり十二指腸から遠い側（脾臓に接する側）にあるがんを切除するときに行われる手術です。すい体尾部だけでなく、脾臓につながる血管や周辺リンパ節とともに切除するため、脾臓も同時に切除される場合があります。

脾臓は、免疫・造血機能、血球の破壊、血液の貯蔵などの働きがあるため、切除後は免疫の働きが低下し、感染症にかかりやすくなるリスクがあります。特に高齢の患者さんの場合は、肺炎球菌ワクチンの接種が望ましいと思われます。

すい頭十二指腸切除術と違って、切除後の再建は必要ありません。

■すい全摘術

がんがすい臓全体に広がっているときに行う手術です。すい臓だけでなく、胃の一部から

【すい体尾部切除術】

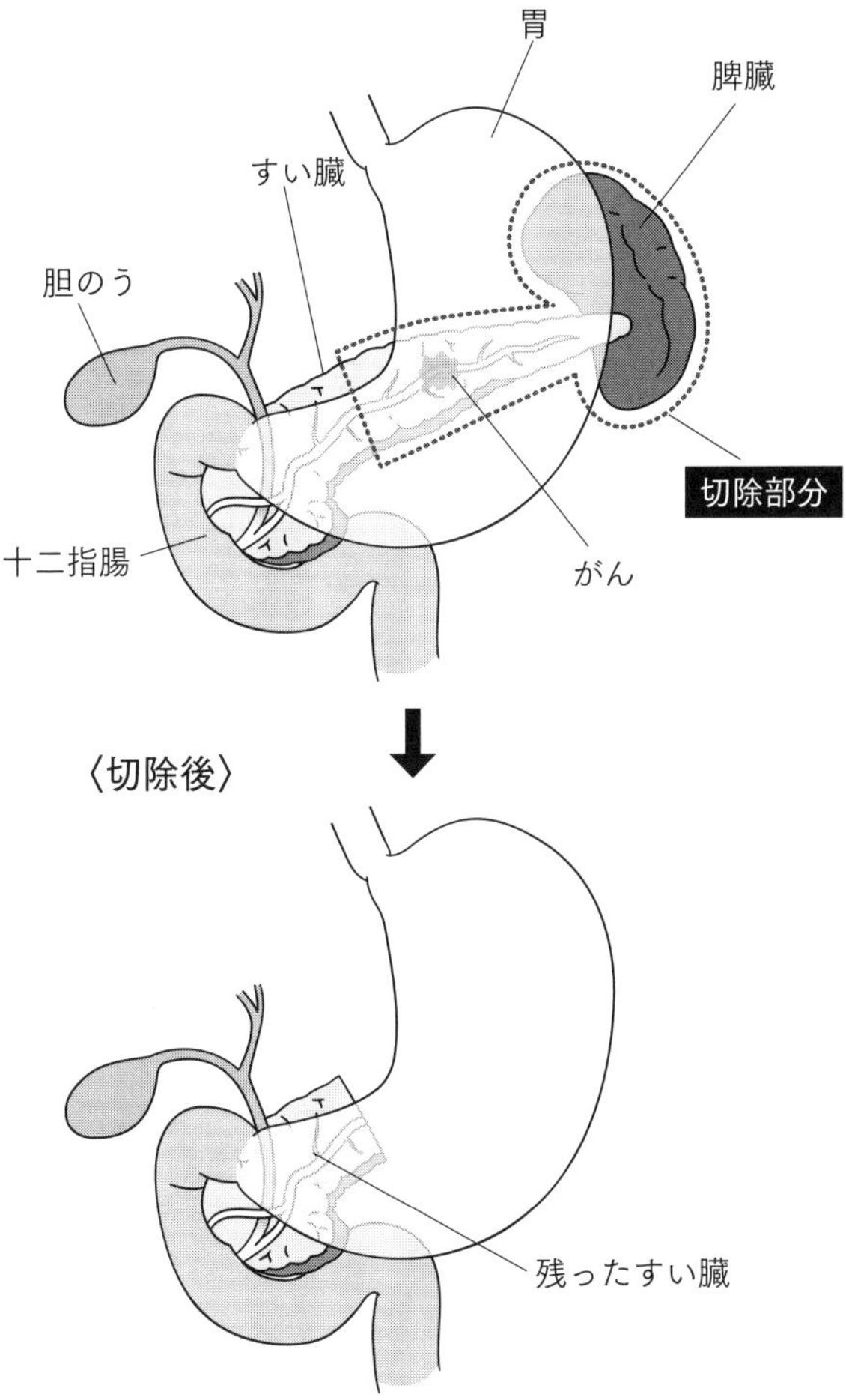

すい体尾部にがんがある場合には、脾臓もあわせて切除されることがある

【すい全摘術】

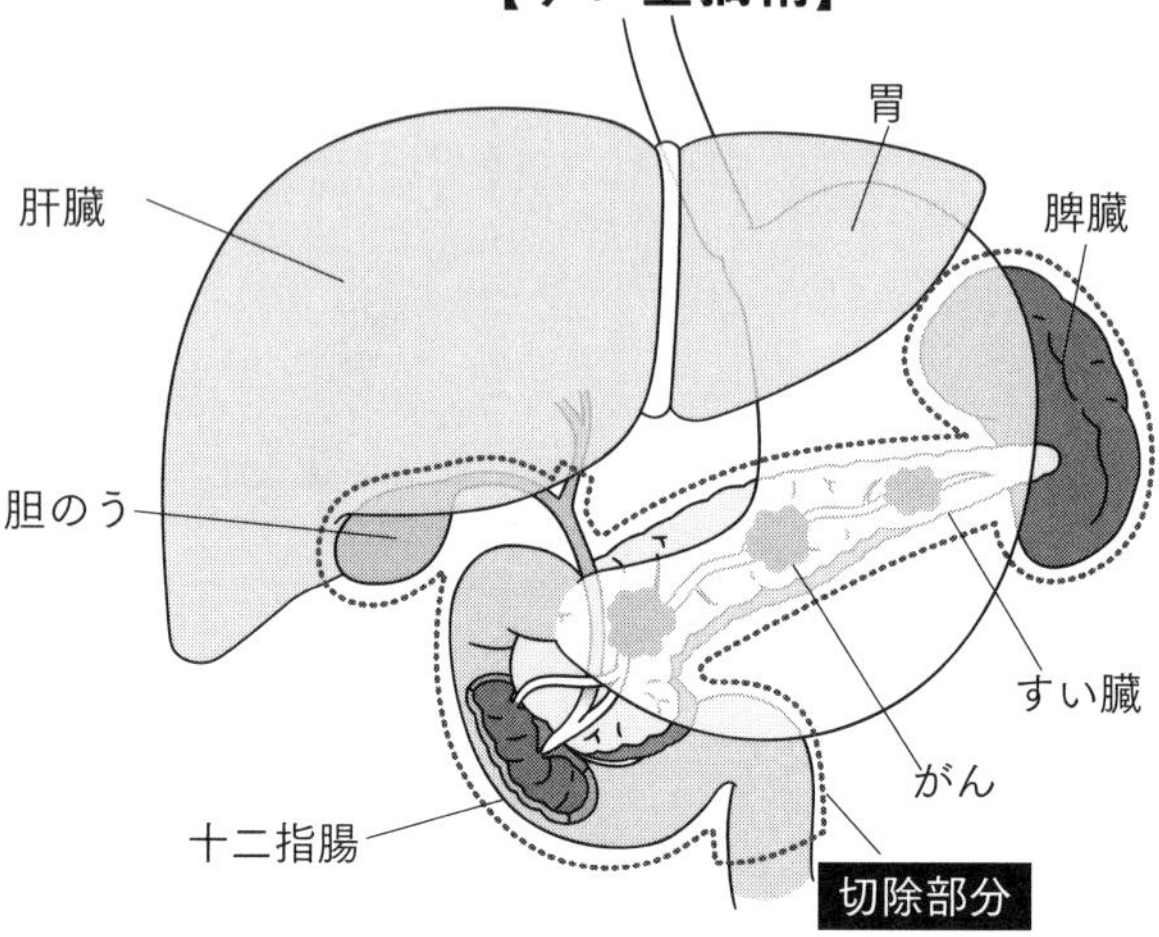

がんがすい臓全体に広がっている場合、周辺の臓器とともに切除する

十二指腸、胆のうと下部胆管を、周辺のリンパ節とともにひとかたまりで切除します。

切除後に、残った臓器と臓器をつなぎ合わせて再建を行います。

近年では開腹手術ではなくて腹腔鏡手術も増えてきましたが、すい全摘術では、その後の再建が大がかりになるために開腹手術が一般的です。それでも、腹腔鏡手術で全摘の手術を行う医師もいらっしゃいます。再建まで腹腔鏡で行うのは高度な技術がいりますが、トレーニングを受けて日本肝胆膵外科学会の高度技能医の資格をお持ちで行っている先生も増えています。

また、手術件数の多い先進的な施設では、「ダ・ヴィンチ」などの手術支援ロボットを用いたロボット手術を導入しているところもあります。


すい臓を部分的に切除した場合、どれくらい残っていればすい臓の機能が保たれるのか心配になる方も多いと思います。

お酒を飲まない健康な人であれば、すい組織を7割ほど切除しても大丈夫といわれています。残り3割の組織で、消化機能や血糖値をコントロールする機能などがまかなえるからです。

ただし、全摘をした場合にはすい臓の機能は当然残りません。その機能を補うために、インスリン注射や消化酵素薬の内服などが生涯にわたって必要となります。

ステージが0や1でも全摘したほうがよいことがある

ステージ0や1だからといって、必ずしも小規模な手術で済むとは限りません。すい臓を全摘することになった患者さんもいらっしゃいます。

たとえば、がんの〝かたまり〟は見えていないのに、すい管の異常がすい臓全体にわたって何カ所もある方の場合は厄介です。がん細胞がどこにあるのか分からないので、すい臓を全部取らざるを得ない場合があるのです。

近年、部分切除で終わったステージ0や1のすい臓がんの患者さんのなかで、がん治療の目安である5年以上を経て、残ったすい臓に再びがんが出現する方が一定数おられることが明らかになってきました。

そうした現象を裏付けるように、最近では病理の分野から新しい考え方が提起されています。

そもそもすい臓がんというものは、すい管の特定部分にたまたまぽつりと病変が起きる疾患ではなく、すい管全体に遺伝子的にがん発生のスイッチが入ってしまった病気ではないかというのです。

その考え方が正しければ、現在は正常なすい管の部分であっても、取り残したところからいずれはがんが発生する恐れが強いということになります。

ですから、外科の先生によっては、少しでも怪しいところが複数カ所あったら、患者さんと十分に話し合いをしたうえで、すい全摘術をすすめる方もいます。


こうした場合、全摘とすべきか部分切除とすべきかは、もちろん患者さんの意向も十分に聞く必要があります。両者にそれぞれ、メリットとデメリットがあるためです。

全摘してしまうとすい臓の機能は失われてしまうので、インスリン注射や消化酵素薬の内服などを一生続けなくてはなりません。それは大変だから、全摘はやめてほしいという患者さんもいます。


80歳を超えている患者さんで、こういう方がいらっしゃいました。

「先生、局所切除でいいよ。先生の心配はよく分かるけれども、この歳になってインスリンを毎日4回打って、自分で血糖値を測って、薬を山ほど飲むなんてまっぴらだ」

反対に、40代くらいの患者さんで、「再発だけは嫌ですね。インスリンの注射と薬の服用で再発の心配から解放されるのなら、全部とってしまってください」と、積極的に全摘を希望する方もいらっしゃいます。

医師にとっては、患者さんの年齢や状態を考慮に入れて、患者さんの意思を丁寧に確認しつつ、しっかりと一例一例、十分に話し合うことが大切です。

3 手術の前後に抗がん剤を投与する

「切除可能境界」はまず抗がん剤治療を

「切除可能境界」のすい臓がんは、そのまま切除をしても周囲の組織にがん細胞を取り残す危険性が高いことが分かっています。

そのため、いきなり手術をするのではなく、まずは「抗がん剤治療」または「抗がん剤＋放射線治療」を一定期間行い、がんの状態の変化を確認したうえで、手術をするかどうか判断します。

抗がん剤治療は、化学療法とも呼ばれ、薬を投与することでがん細胞を死滅させ、病気の進行を抑えることを目指します。

近年は、手術前だけでなく手術後の抗がん剤投与によって、すい臓がんの再発リスクが低下することが証明されており、多くの施設で行われるようになりました。

手術前に使われる抗がん剤としては、ゲムシタビンやS‐1(エスワン)などが一般的です。

ゲムシタビンは点滴で投与します。たとえば、週に1回、約30分かけての点滴を2週間続けて1週間休みとし、この3週間を1コースとして2コース程度繰り返したのちに手術に臨みます。

一方、エスワンは内服です。たとえば、1日2回、朝・夕食後の内服を2週間続けて1週間休みとし、この3週間を1コースとして、やはり2コース程度繰り返します。

抗がん剤の効果には個人差がありますが、かなりよく効くケースもあります。ただし、副作用が出ることがあり、その出方の強弱は人によって異なるため、薬剤の種類や用量について、医師は慎重に観察しながら進めることになります。

また、手術後の再発を予防する目的で、手術のあとに抗がん剤治療を行うときにも、一般的にはゲムシタビンやエスワンなどの抗がん剤が使われます。

一方で、近年は治療成績のさらなる改善を目的として、手術前および術後の抗がん剤の治療に関する研究が盛んに行われています。施設によってはそれに関する臨床試験への参加などを提案される場合があります。担当医からよく説明を聞いて判断するようにしましょう。

体の奥にあるすい臓に放射線を照射してがんを叩く

放射線治療は、放射線をがんに繰り返し照射することで、がん細胞を死滅させ、病気の進行を食い止める治療法です。

照射する放射線の種類は、エックス線やガンマ線などを照射する「**光子線治療**」と、重粒子線や陽子線などを照射する「**粒子線治療**」があります。

エックス線は体の表面近くで線量が最大になり、体内を進むにつれて線量が減少していきます。そのため、体の奥にあるすい臓がんにエックス線を照射すると、がんよりも手前にある組織などにダメージを与えることになってしまいます。
そこで、多方向から弱い線量のエックス線をすい臓がんに向けて照射し、がんのある部位で重なり合うことで線量が最大になるような治療が行われます。

重粒子線や陽子線などの粒子線は、エックス線とは異なり、体の表面近くではエネルギーが低く、体の奥まで進んで粒子が停止する直前にエネルギーが最大になるという特徴があります。
そのため、がんのある場所や大きさに合わせてエネルギーが最大になるよう、粒子線の深さや幅を調整することで、すい臓がんの周囲にある正常な組織への影響を少なくできるのです。

エックス線と重粒子線、陽子線は、どれも放射線治療であることには変わりはありません。すい臓がんと、周囲の重要な臓器が十分に離れていれば、どの放射線治療を利用しても、効果が期待できると考えられます。

しかし、実際には、放射線の種類によって、重要な臓器を避けるためにすい臓がんの一部にしか照射できなかったりもします。

どのくらいの線量をどの範囲に照射できるかは、がんの場所や大きさ、形などによって変わってきます。そのため、放射線治療の専門医と相談しながら、治療を進めていくことになります。

ダウンステージで手術可能になる場合がある

ステージ3、4では切除不能と診断されるケースが多くあります。その場合、がんを攻撃する目的で放射線または抗がん剤治療が行われます。手術可能な状態になることを目指した療法で、患者さんが副作用に耐えられる範囲内でという条件付きで、効果が出ている間、続けられます。

放射線や抗がん剤が功を奏して、がんの勢いを止めて局所に固めることができれば、ステージが落ちる「ダウンステージ」となり、手術を考慮できるケースも出ています。

ですから、ステージ3、4になっても絶望することはありません。放射線や抗がん剤治療の結果によって手術が可能になる率は、徐々に上がっていることは確かです。

ただし、それらの治療後に手術をした結果、3年後、5年後にも再発が少なくて済み、患者さんの利益となっているのかどうかは、検証中の段階です。

現在、臨床試験によって、効果の高い抗がん剤が増えてきています。今後は、ステージ3、4であっても、手術可能になるまでがんを縮小させる可能性が増してくることでしょう。

同じ「切除不能すい臓がん」であっても、遠隔転移のないステージ3と、遠隔転移のあるステージ4では、行う治療が変わってきます。

ステージ3の一部では、放射線治療を行い、その効果を高めるために抗がん剤を併用します。

そして、ステージ3でも放射線治療ができない場合や、ステージ4では、ゲムシタビンやエスワンなどの抗がん剤による治療や、4つの抗がん剤を併用する「FOLFIRI《フォルフィリ》

NOX療法《ノックス》」などから選択して行います。

なお、FOLFIRINOX療法は、高齢者には副作用の点からあまり強くおすすめすることができません。

抗がん剤を用いた治療法を化学療法と呼びますが、最初に行うものを「一次化学療法」、そしてその後に行うものを「二次化学療法」と言います。

一次化学療法の効果がなくなったときや、効果はあるけれども副作用が強くて続けられないときに、抗がん剤を変更して治療を行います。それが、二次化学療法です。

遺伝子変異によっては効果のある抗がん剤を選べる

抗がん剤治療で注目されるのは、患者さんが生まれつき持つ遺伝子の変異によって、効果のある抗がん剤を選択できる可能性があることです。

たとえば、3章で解説したように、**BRCA**という遺伝子は、正常細胞で傷ついたDNAを修復する機能を持っています。そのため、BRCA遺伝子に生まれつき変異があることが、すい臓がんの危険因子になることはすでに述べました。

しかし、ＢＲＣＡ遺伝子変異をはじめ、いくつかの遺伝子の変異によっては、効果のある抗がん剤を選択できる可能性があります。すい臓がんの危険因子であると同時に、特定の抗がん剤が効く因子でもあるのです。

ＢＲＣＡ遺伝子変異があると、すい臓がん以外にも、乳がん、卵巣がん、前立腺がんの発症リスクが高くなることが分かっています。

すい臓がんに限らず、今、がんの治療において注目されているのが、「**ゲノム検査**」「**遺伝子検査パネル**」です。

ゲノム検査は、細胞の設計図であるゲノムのどこにどのような変異が起こってがんになったのかを調べるものです。これにより、「がんの弱点」が分かれば、効果の高い治療につながる可能性が高くなります。

手術や生検で得られたがんの一部を使って調べる方法と、血液のなかにもれて出てきたがん細胞由来のゲノムを調べる方法（リキッドバイオプシー）とがあります。

たとえば、ＢＲＣＡ遺伝子変異は、血液で検査でき、費用は約20万円です。すい臓がんと診断された場合、保険が適用され、費用の1～3割が自己負担となります。

効果的にがんの弱点を見つけるためには、治療薬の効果が期待できそうな遺伝子をいくつかピックアップし、それらについてまとめて検査を行うのが「遺伝子検査パネル」です。現在、保険診療として利用できる遺伝子検査パネルには、調べられる遺伝子の数が300を超えるものがあり、費用は56万円で、その1～3割が自己負担になります。

すい臓がんの細胞からは、「KRAS」や「TP53」などの遺伝子の変異が確認されることが多くあります。その頻度は、KRASが90%、TP53が70%です。ただし、これらをターゲットとする有効な治療薬は、残念ながら現時点で確立されたものがありません。

4

どれくらいの年齢まで手術はできる？

高齢者でも全身状態が良い人ならば手術が可能

高齢になるほどすい臓がんを発症するリスクは増していきます。

すい臓がんを発症する患者さんは年々高齢化しており、現在ではほぼ半数が75歳以上との報告があります。

ところが、すい臓がんの手術は全身麻酔をかけたうえで、すい臓の一部と周囲の組織や臓器を摘出するという複雑で大がかりな手術になってしまいます。合併症が起きる危険性もあります。

高齢になればなるほど、身体機能や認知機能が低下するため、若い人と同じように手術を行っても大丈夫なのかという心配が出てきます。

特に85歳を超えると、問題になることが多くあります。

ただし、手術するかどうかについては、年齢で区切って考えるものではありません。90歳近くなっても元気に畑仕事をする方や、自転車に乗って買い物に行ける方もいらっしゃいます。

85歳を超えたら一律に手術をしないということはなく、90歳を超えた患者さんでも、場合によってはすい臓の全摘をすることも、なくはないのです。

患者さんの全身状態については、PS（パフォーマンス・ステータス）という指標があります。

患者さんの日常生活の制限の程度を、5段階で表した指標で、治療方針の参考の1つとします。PSが0の場合は「まったく問題なく活動できる。発症前と同じ日常生活が制限なく行える」であり、最も制限がある4は「まったく動けない。自分の身のまわりのことはまったくできない。完全にベッドか椅子で過ごす」となっています。

そのほかにも、高血圧、糖尿病、腎障害、動脈硬化など、体の状態やそれまでの病歴などを十分吟味して決めるようにしています。

最終的には、がんの進行度に加え、患者さんの治療に対する希望や手術の危険性、治療効果を勘案し、外科治療を行うかどうかを決めていきます。

ただ、細かい話になりますが、高齢の方で手術を選択した場合、手術前の抗がん剤を省略して手術を先行させることが多くあります。体力を消耗する抗がん剤に時間をかけていては、下手をすると体力が落ちて手術どころではなくなる恐れがあるためです。

患者さんのなかには「せっかく早く見つけてもらったのだから、元気なうちに早く切ってください」と言って、手術前の抗がん剤を嫌がる高齢の方もいらっしゃいます。

なお、最近の報告から、高齢のすい臓がん患者への手術の治療成績は若い人と変わりなく、抗がん剤治療のみの場合と比べると良好な成績を示すことが分かりました。また、手術後の合併症についても、年齢による大きな差はないとされています。

ほかのがんと違って5年を過ぎて再発する可能性も

無事に外科手術が終わっても油断はできません。すい臓がんは、ほかのがんと比較して、再発の可能性が高い厄介ながんだからです。

すい臓がんの再発は、大半が手術後2年以内に起きます。そのため、最初の2年間は3〜6カ月ごとに、その後も最低5年間は6〜12カ月ごとに継続的な経過観察が必要です。具体的には、血液検査ですい臓の機能や腫瘍マーカーを測定し、CTやMRI、EUS（超音波内視鏡）で再発した病変がないかを確認します。

5年間の経過観察は、すい臓がん以外のがんでも一般的に行われています。がんには、5年生存率という言葉があるぐらいで、手術後5年間が治癒の目安になってくるのですが、すい臓がんは切除して5年以上を経て再発が起きることがあるため、注意が必要です。

私が診た患者さんのなかにも、「5年経ってすい臓がんが再発しなくて良かったですね」と言った2〜5年後に、残ったすい臓の部分に〝かたまり〟が見えはじめ、再度の内視鏡診断の結果、がんの再発と分かり、非常にがっかりされたケースがあります。

しかし、こうした再発がんも、慎重な経過観察のなかで発見された場合は、大半が早い段階で見つかり、切除することで良好な予後が得られることが多く、きちんとした経過観察は必要不可欠だと考えられます。

手術後にどの程度の期間、経過観察するべきかという問題については、現状では明らかな答えは出ていません。

医師向けの「膵癌診療ガイドライン」の2022年版には、「5年経っても経過観察を終えないように」、「すい臓がんの術後は、10年くらい見ておかないと再発の危険がある」と記述されるようになりました。

早期診断に向けた取り組みや治療法の進歩などにより、5年以上の長期生存者の例も増加しています。

考えようによっては、「早期発見と治療法の進歩によって5年以上生存する患者さんが増えたために、7年後、10年後の再発が問題になっている」という結果になっているのかもしれません。

第5章

気をつけたい すい臓のほかの病気

1 すい液がすい臓を溶かす「急性すい炎」

アルコールや胆石が原因で強烈な痛みが生じる

すい臓がん以外にも、注意すべきすい臓の病気があります。それぞれすい臓がんのリスクとも関係しているため、ぜひ知っておいていただきたいと思います。

この章では、急性すい炎、慢性すい炎、すいのう胞性病変、IPMN（すい管内乳頭粘液性腫瘍）などについて説明していきましょう。

なかでもすい臓に起こる代表的な病気がすい炎です。

すい炎には**急性すい炎**と**慢性すい炎**があり、2016年に実施された全国調査では、急性すい炎の年間の患者数は約7万8500人、慢性すい炎は約5万6500人で、どちらも年々増加傾向にあります。

ここではまず、急性すい炎について解説しましょう。

急性すい炎は、すい液によってすい臓が溶けてしまう急性の病気で、猛烈に痛いのが特徴です。炎症が広がると命に関わることもあります。

すい液というのは、食べたものに含まれる糖質もたんぱく質も脂質も、すべて分解する強力な消化液です。通常は、すい管の内部を通って十二指腸に分泌され、すい臓内ですい液が機能することはありません。

しかし、何らかの原因ですい臓内にすい液がもれ出ると、すい臓自体がすい液によって分解されて溶かされてしまい、激痛が走るのです。

急性すい炎の強烈な痛みは、尿路結石、心筋梗塞と並ぶ三大激痛に数えられているほどです。

急性すい炎の痛みが、すい臓に起因するとすぐに気づく人はほとんどいません。胃や腸の痛みだと思い込む人が多いほか、腰の痛みだと勘違いして整形外科に行く人や、尿路結石ではないかと考えて泌尿器科や腎臓内科に駆け込む人もいます。

急性すい炎は、主に**アルコール**の過剰摂取と**胆石**によって引き起こされます。男性の場合はお酒の飲み過ぎ、女性の場合は胆石が発症の原因となることが多く、そのほかに原因が分からない急性すい炎もあります。

お酒の飲み過ぎが原因のケースでは、すい臓の細胞をアルコールが傷つけたり、飲酒の影響ですい管の出口付近がむくんで、すい液が行き場をなくし、過剰に分泌されたすい液によってすい臓が炎症を起こすために痛みが発すると考えられています。

胆石が原因の場合、胆石がすい管の出口である十二指腸乳頭部に引っかかるなどしてすい管がせき止められ、すい液が逆流してしまうために起こります。すると、すい液がすい臓自体を溶かすことで激しい炎症を起こしてしまうのです。

急性すい炎が重症化すると、命に関わることもあります。治療して症状を抑えられたとしても、きれいに治ることは少なく、慢性すい炎に移行するケースも少なくありません。

お酒がやめられず急性すい炎を繰り返すことも

急性すい炎は基本的には入院が必要で、絶食してすい液の分泌を止めてすい臓を安静に保つほか、胆石が原因の場合は胆石を取り除く治療などを行います。

男性はアルコールが原因のことが多いので、もちろん断酒が望ましいのは言うまでもありません。しかし、再びお酒を飲んで急性すい炎を繰り返し、慢性すい炎へと移行してしまう人もいます。

もし、急性すい炎を繰り返し、医師から「アルコール性の慢性すい炎の一歩手前」と告げられたのであれば、アルコールをきっぱりと断つべきです。

また、女性に多い胆石は、胆のうから移動して総胆管（胆汁が十二指腸に流れ込む管）に認められた場合に、内視鏡を使って十二指腸乳頭部を小さく切開し、胆石を十二指腸内に排出する治療が必要な場合があります。

【胆石の除去】

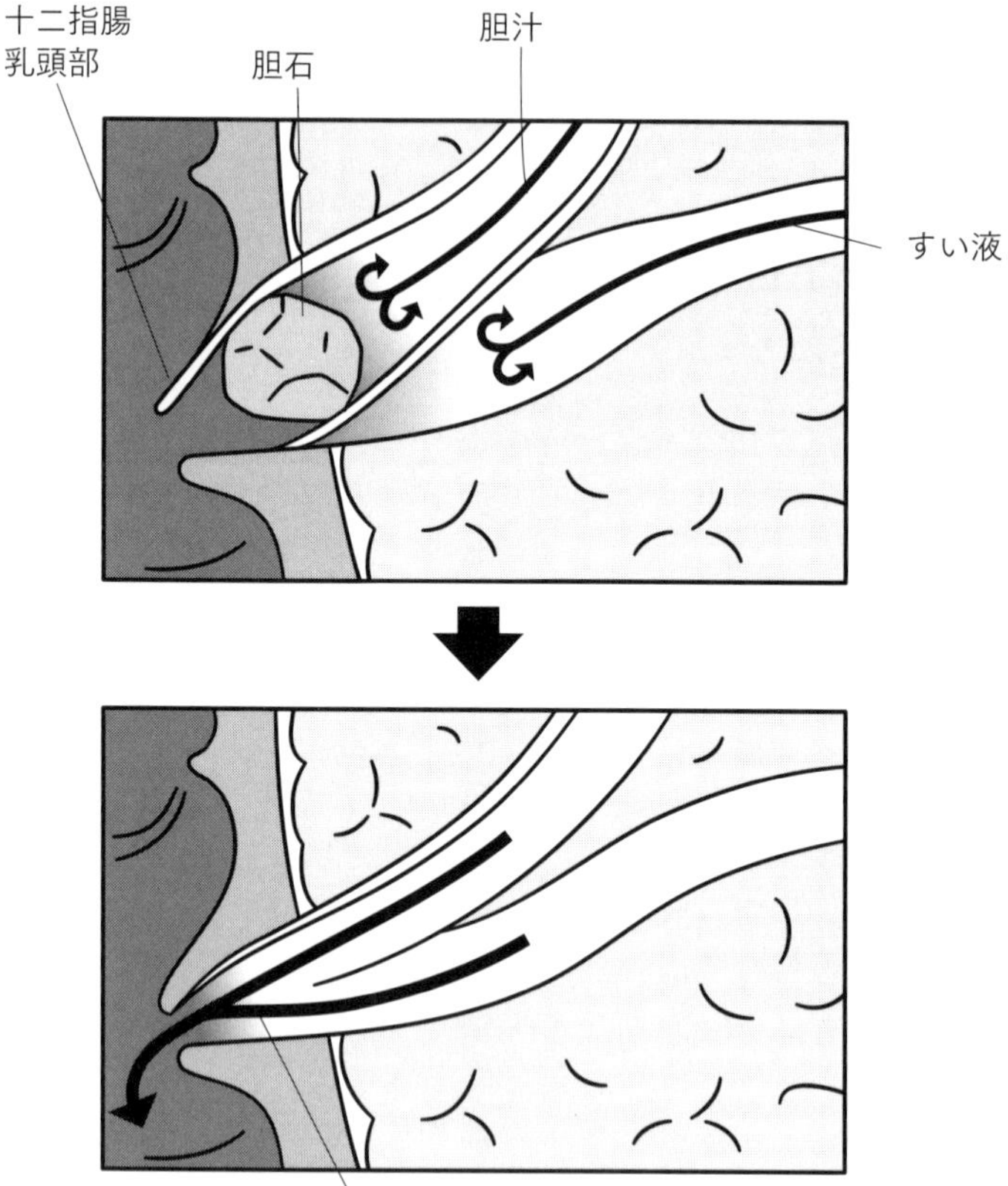

胆石が十二指腸への出口に詰まると、すい液の流れもせき止められてしまう。内視鏡を使って胆石を排出すると、スムーズに流れるようになる

胆のうのなかにいくつもの胆石が残っていると、急性すい炎を再発する可能性が高くなります。胆石が何度も総胆管に詰まり、症状を繰り返し起こしてしまうのです。

そのようなときは、腹腔鏡による手術で、胆のうを摘出します。胆のうを摘出しても、ほとんどの場合、日常生活に大きな支障はありません。

2 すい臓が線維化して機能が衰えていく「慢性すい炎」

慢性的な炎症ですい臓がカチカチに

慢性すい炎は、何らかの原因によってすい臓に慢性の炎症が起こり、すい臓の細胞が徐々に破壊されて機能が失われていく病気です。

急性すい炎を繰り返すことで慢性すい炎になる人も多くいます。

慢性すい炎では、急性すい炎と違って激しい痛みでなく、背部や腹部にシクシクとした鈍痛がときどき起こります。ところが、炎症が悪化するにつれ、その鈍痛がしだいに薄れていくのが特徴です。

病気が進行しているのに痛みが薄れるのには理由があります。それは、初期の状態ではまだすい液が分泌されているため、炎症を起こしているすい管をすい液が流れていくことで痛みが出るためです。

しかし、病状が進んですい臓が萎縮して機能しなくなると、すい液が分泌されにくくなるために痛みが出ないのです。

すい液が出ないと食べたものが消化できないので、消化不良から下痢になったり、白っぽい脂肪便が出たり、体重が減少したりしてしまいます。

慢性すい炎の原因の多くは、大量の飲酒とされています。アルコールを多く摂取すると、すい液の分泌量が通常の2倍にあたる**約2リットル**に増えることで、すい管のなかで見かけ上の流れが停滞して炎症が生じてしまうのです。

また、すい臓内に**結石**ができることでも、やはりすい液が滞留して炎症が生じてしまいます。すい臓内の結石は「**すい石症**」といいますが、この石があるという事実だけで、慢性すい炎の確定診断になります。

慢性的にすい液が滞留するようになると、すい臓組織は「**線維化**」といって牛スジの煮《に》

【慢性すい炎】

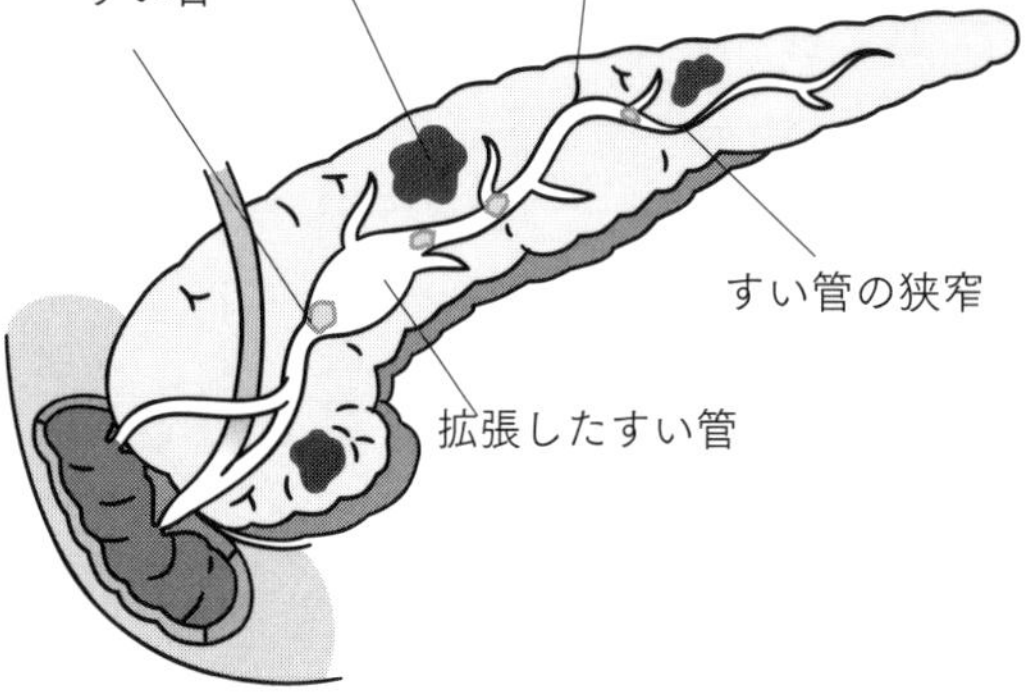

慢性すい炎になると、すい臓の組織が線維化して硬くなったり、すい石という石ができたり、すい管が拡張・狭窄したり蛇行したりする

凝《こご》りのような線維質でくるまれた状態になり、硬くなっていきます。こうなると、すい臓としての機能は残っておらず、ただの焼け野原のような状態だと言えます。すい液を作る腺房組織という袋や、インスリンを作るランゲルハンス島という組織も少なくなってしまいます。

慢性すい炎は、すい臓がんの重要な危険因子です。慢性すい炎がある人はない人に比べて、すい臓がんになるリスクは10倍以上になるといわれています。
慢性すい炎が進むと糖尿病になるリスクも高くなるので、この点も注意が必要です。すい臓は、筋肉などの組織に糖を取り込むホルモンであるインスリンの分泌も担っています。ところが、すい臓の機能が衰えてインスリンが分泌されなくなると、糖が血液中にあふれて血糖値が高まり、糖尿病の原因になるのです。

慢性すい炎の痛みがなくなったからといって放っておくと、実は病状が進行していて、いつの間にか血糖値が跳ね上がっていた、という患者さんもいらっしゃいます。

慢性すい炎や急性すい炎の診断を受けた人は、その後も血糖値を含めて総合的に経過観察をすることが大切です。

慢性すい炎は糖尿病やすい臓がんの大きな危険因子

慢性すい炎になると病気は徐々に進行し、基本的に治ることはありません。治療は、すい臓の線維化や機能低下を防ぐ保存的治療が基本となり、進行度によって治療方針は異なります。

ただし、アルコールが原因の慢性すい炎では、どの状態においても禁酒が大前提となるのは言うまでもありません。禁煙も必要です。

すい臓の機能が比較的保たれている初期を「**代償期**」と呼びますが、この時期では脂肪食の制限のほか、薬物療法を中心とした内科的治療を行います。この時期ならば、適切な治療を行うことで一定の回復が期待できます。

ところが、そこで何もせずに放置していると、すい臓の線維化が進んで痛みが軽くなってよくなったように見える「**移行期**」に入ります。ここでの治療は進行をなるべく遅らせることを目的に行うのですが、もし適切な治療を行わずにいると、「**非代償期**」に入って

【慢性すい炎のステージ】

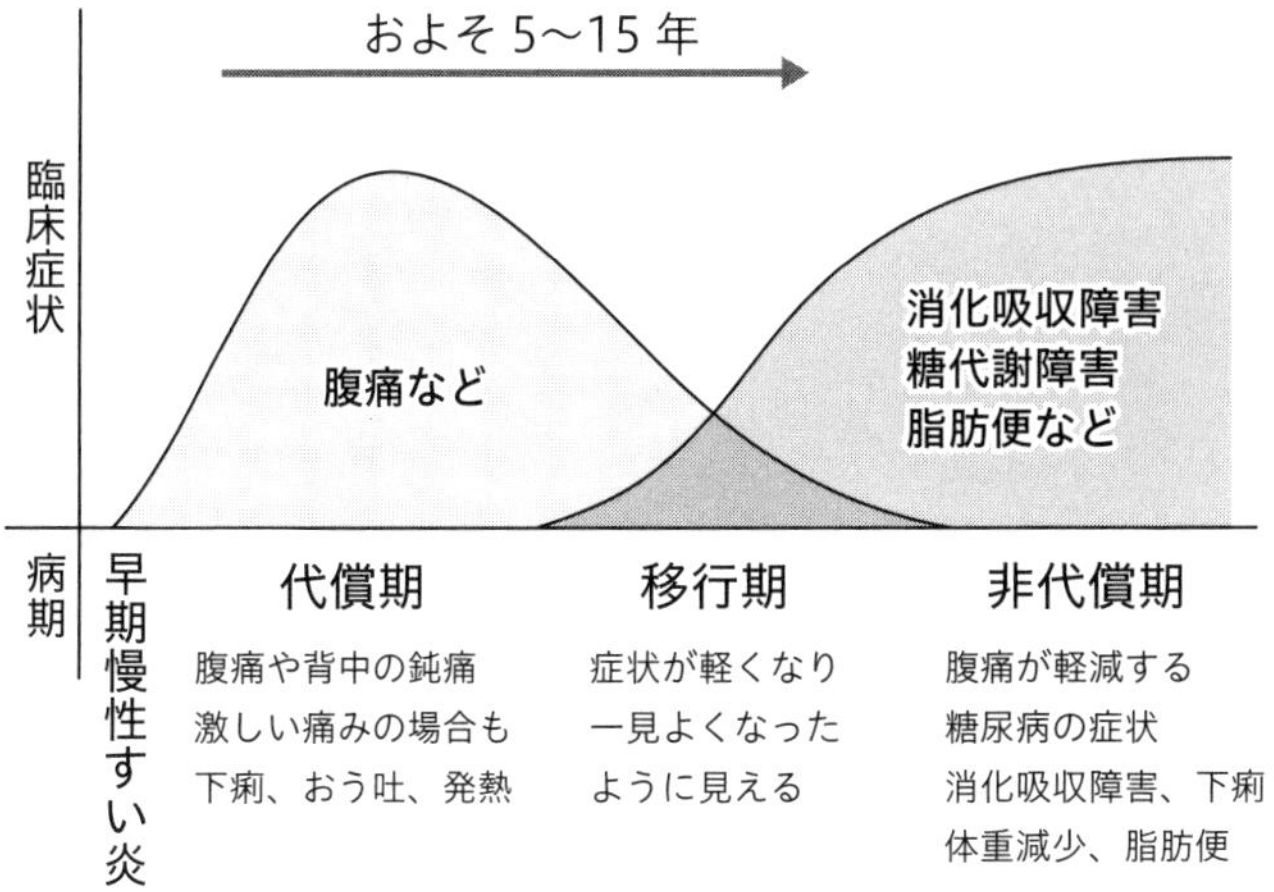

しまいます。

「非代償期」は、すい臓の組織が破壊されて働きが著しく低下した時期を指します。この時期では、消化吸収障害や糖尿病などのすい臓の機能低下を補うための治療が中心となります。

慢性すい炎になってしまったら、すい臓がんの発生を意識して、年に1〜2回程度は、血液検査に加えてMRIなどによるすい臓の画像検査を受けておくことが望まれます。

食事では脂質をとり過ぎないようにする

すい炎の治療の基本は「すい臓を休ませる」ことです。そのためには、アルコールを断つとともに、食事の内容にも気をつけてすい臓を休ませ、残ったすい細胞を守るようにすることが必要です。

前にも書いたように、すい液は糖質もたんぱく質も脂質も分解する強力な消化液です。なかでも、「すい液を出せ」という指令が最も強く出るのが**脂質**です。ですから、脂質を抑えた食事が望ましいと言えます。

ちなみに、お酒を飲んでいると、鶏の唐揚げやポテトチップス、コロッケなどの高脂肪なものをとりがちです。こうした脂質たっぷりの食事をとらないようにするためにも、断酒が必要になってきます。

ただし、脂質を制限し過ぎると栄養障害を起こして、体重が減り過ぎる危険があります。

そのため、最近の慢性すい炎の治療においては、消化酵素薬を服用することで脂質をある程度摂取して栄養障害を防ぎながら、炎症をコントロールする方針がとられるようになっています。

一般に、慢性すい炎の患者さんは、平均寿命が10年以上短くなるといわれています。その理由として、糖尿病やすい臓がんを発症するリスクが高いことも挙げられますが、同時に栄養障害による筋力や体力の低下も見逃せません。

現在では消化酵素薬の活用や、インスリン注射による血糖コントロールも可能です。こうした薬の服用を続けていると、「薬を飲んでいるから、お酒を飲んでもいいですか?」と聞いてくる患者さんもいます。しかし、それはちょっと本末転倒です。

残ったすい臓の機能をうまく使い続ければ、もしかしたら薬を飲まなくてもよい状況を維持できる可能性もあります。しかし、薬を飲んでいるからといって、お酒を飲んでいいわけではないので注意してください。

3 液体の入った袋状の病変ができる「すいのう胞」

すいのう胞にはさまざまな種類がある

すい臓にみつかる異常の1つに**すいのう胞**があります。

すいのう胞は、内部に水分や粘液成分を含んだ「袋状の病変」で、さまざまなタイプがあり、画像検査で確認できます。

その多くは無症状で、近年は検診や人間ドックの腹部エコーなどで見つかることが増えてきています。

すいのう胞は加齢によってできる単純性のものもありますが、見えないほど小さいがんがのう胞の後ろに隠れている場合もあるので注意が必要です。

【すいのう胞】

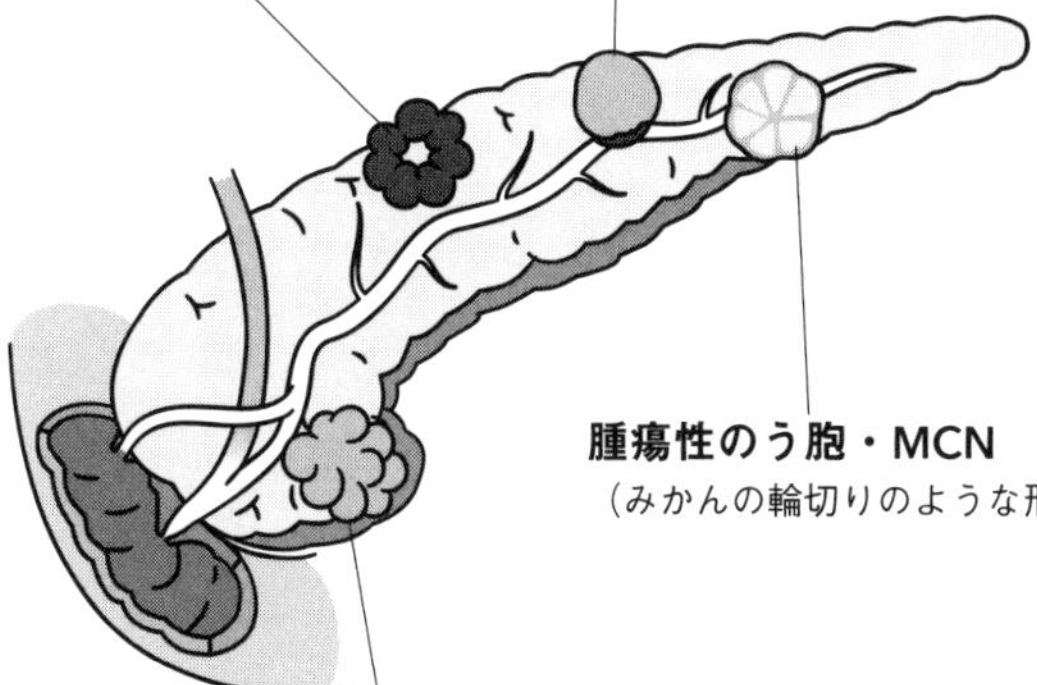

すいのう胞にはさまざまな種類があり、それぞれ見た目が異なる。非腫瘍性のう胞は水風船のような形をしている。腫瘍性では、中央が星形の「SCN」、みかんの輪切りのような「MCN」、ぶどうの房のような「分枝型 IPMN」などがある

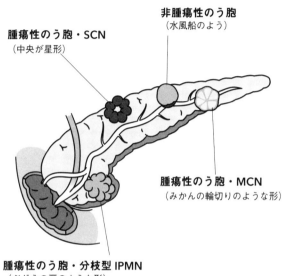

すいのう胞には大きく分けて2つの種類があります。

1つは、すい炎や手術などが原因でできる炎症性の「**非腫瘍性すいのう胞**」、もう1つはすい管の粘膜の細胞が腫瘍化して膨らんだ「**腫瘍性すいのう胞**」です。

非腫瘍性すいのう胞がすい液や血液などで満たされているのに対し、腫瘍性すいのう胞の多くは腫瘍細胞が産出する粘液で満たされているという特徴があります。

同じすいのう胞でも、対処が違ってくるので要注意です。

気をつけたいのが、患者さんが両者を混同している場合です。

私のところにも、「すいのう胞があると言われたのですが」という患者さんが相談にいらっしゃることがあります。しかし、これだけではすい臓がんのリスクがどれだけあるのか分かりません。

単なるすいのう胞（膵囊胞病変）ならば、加齢でできるのう胞のことが多く、特にリスクが高いわけではありません。

しかし、腫瘍性すいのう胞だった場合は、特に気をつけるべきすい臓がんの危険因子とされているため、きちんとした経過観察が必要になってきます。

検査ですいのう胞があると分かったら、どちらののう胞なのかを専門医に見分けてもらい、その上で、病気につながる可能性があるものか、病気としてあまり大きな意味がないものかを、見極める必要があります。

良性の場合でも、サイズが大きくなってのう胞が周囲を圧迫して痛みが出たり、感染症を引き起こしたりしている場合は、内視鏡的あるいは外科的な治療が必要となる場合があります。

IPMN（すい管内乳頭粘液性腫瘍）はがんに要注意

腫瘍性すいのう胞でよく見られるのが**IPMN（すい管内乳頭粘液性腫瘍）**と呼ばれるものです。

これは、すい管の遺伝子異常によって粘膜の細胞が腫瘍化し、本来はできることのない粘液が作られるようになって、すい管の内部に袋状にたまったものです。

ＩＰＭＮそのものが将来、悪性化する可能性と、ＩＰＭＮの近くにすい臓がんが発生する可能性があるため、診断されたあとに放置することは好ましくありません。

そのため、見つかった時点で悪性の可能性が低いと診断されても、その後、定期的な経過観察をすることが大切です。

ＩＰＭＮは、のう胞ができる場所によって、すい管の幹にあたる主すい管にできる**主すい管型**、すい管の枝にあたる分枝すい管にできる**分枝型**、その両方が混在する**混合型**の３つに分類されます。

がん化のリスクが比較的高いのは、主に次の３つの場合とされています。

①分枝型で、のう胞の大きさが3センチ以上である場合
②主すい管型で、主すい管の太さが1センチ以上になっている場合
③主すい管や分枝型ののう胞の内部に、腫瘍状の結節（隆起した病変）がある場合

同じＩＰＭＮでも悪性化のリスクは異なり、分枝型よりも主すい管型のほうが、のう胞

のサイズが小さくてもがんのリスクは高いと言えます。

IPMNに伴うがん発症率は、年率で約1%程度という研究結果が近年報告されました。1%はけっして低くはないので注意が必要です。

IPMNには、良性から悪性（つまりすい臓がん）までいろいろな段階があり、非常にゆっくり進行するといわれています。そのため、精密検査および治療のタイミングについては、担当医とよく相談し判断するようにしましょう。

MCN（粘液性のう胞腫瘍）は手術で切除がおすすめ

IPMN以外の腫瘍性すいのう胞としては、**MCN（粘液性のう胞腫瘍）**があります。IPMNに比べるとのう胞が小さく、IPMNに次いで代表的な腫瘍性すいのう胞です。

MCNは、女性に多く発生し、すい体からすい尾部に多く、40～50代の方が多いのが特徴です。

MCNはIPMNと比較すると悪性度が高く、サイズが大型の場合、すい臓を越えて周囲に浸潤したり、リンパ節へ転移したりすることも少なくありません。

MCNと診断されたら、早めに手術をして取り除くことをおすすめします。一般的に、手術は、すい臓がんの手術の方法に準じて行われます。

悪性の可能性のある腫瘍ですが、良性の段階で手術をすれば再発や転移は非常に少なく、予後は良好とされています。

SCN（漿液《しょうえき》性のう胞腫瘍）は大半が良性

SCNは、中年の女性に見られることが多く、のう胞のなかに漿液（サラサラの液体）がたまるのが特徴です。

画像検査では、のう胞の中央が星状になるという特徴があります。

大半が良性のため手術は必要なく、経過観察となる場合が多いのですが、サイズが大型で周囲の臓器を圧迫する症状が出てきたら、外科手術が検討されます。

第6章

Q&Aで学ぶ すい臓の守り方

Q1

親がすい臓がんと診断されました。自分もすい臓がんになるのではと心配です

身内にすい臓がんの人がいると、自分もなるのではないかと心配になる人は多いと思います。

3章で説明したように、確かに「家族性すいがん家系」というものはあります。すい臓がん患者の5〜10%程度は「家族性すいがん」だと推測されています。

また、親、兄弟姉妹、子のうちですい臓がん患者が1人いる場合は、すい臓がんになる確率はそうでない人に比べてリスクが4・5倍とされ、2人いる場合は6・4倍、3人以上だと32倍とされています。

このうち、「家族性すいがん家系」とされるのは2人以上の家系です。リスクが5倍を

超えると要注意とされますが、親のうち1人だけがすい臓がんであれば、必ずしもハイリスクとは判断されません。

そうはいっても、親が1人すい臓がんだと診断されたということは、自分のリスクは4・5倍になり、この数字は気がかりでしょう。年に1回は腹部エコー検査などを受けて、すい臓のチェックを行うことをおすすめします。

このほか、喫煙や飲酒、肥満などもすい臓がんのリスクを上げることが分かっています。生活習慣を見直し、禁煙や減酒に取り組むこともおすすめです。

A

親が1人すい臓がんになっただけでは、ハイリスクとは言えません。年に1回は腹部エコー検査などを受けてすい臓をチェックしましょう

Q2 すい管にできるがん以外に、どのようなタイプのすい臓がんがあるでしょうか

すい臓にできるがんは、外分泌系（消化酵素の分泌系）がんと、内分泌系（ホルモンの分泌系）がんの大きく2つに分けられます。

このうち外分泌系のがんが95％を占め、なかでもすい管上皮細胞にできるがんとして浸潤性すい管がんが最も多く、全体の85％を占めています。本書で主に対象としてきたのは、この浸潤性すい管がんです。

このほかにも、すい管にできるがんとしては5章で取りあげたような、すい管内でゆっくり育った後に進行しはじめる「ＩＰＭＮ」（すい管内乳頭粘液性腫瘍）があります。

それ以外にすい臓にできるがんには、内分泌細胞から発生する「内分泌細胞がん」、腺

房細胞から発生する「腺房細胞がん」、のう胞の形態をとる「粘液性嚢胞腫瘍」などがあります。

どれもかなりまれながんであり、がんの種類によって悪性度や予後はまちまちです。

A

のう胞性の腫瘍である「IPMN」や、内分泌細胞から発生する「内分泌細胞がん」、腺房細胞から発生する「腺房細胞がん」などがあります

Q3 良い病院、良い担当医の選び方を教えてください

すい臓がん治療の専門医がいる病院は、日本全国で増えています。

ただし、患者さんやそのご家族それぞれに、年齢や症状、自宅からの距離など、さまざまな事情があるので、どの病院が良いと言うことはできません。

次に挙げるがん専門病院についてインターネットで検索してみて、ご自分に合う医療施設を検討してみてはいかがでしょうか。

たとえば、がんの専門病院としては「がん診療連携拠点病院」があります。

また、学会が認める専門医や医療施設としては、日本膵臓学会の認定指導医・指導施設、日本肝胆膵外科学会高度技能専門医・指導医・修練施設があります。

日本臨床腫瘍学会のがん薬物療法専門医、日本内視鏡外科学会の技術認定取得者に相談するのもよいでしょう。

そのほかにも、すい臓がんの治療実績をもつ地域の一般病院もあります。住んでいる地域にどのような病院があるかは、かかりつけ医のほか、がん診療連携拠点病院や地域がん診療病院に設置されている「がん相談支援センター」に問い合わせてみてください。

各病院のホームページで治療実績を示しているところも多いので、参考になることでしょう。

また、がんの治療で重要なポイントの1つは、チーム医療が行われていることです。これは、肝胆膵内科、肝胆膵外科、画像診断部、病理部などの医師のほか、薬剤師、看護師、医療ソーシャルワーカーなど、さまざまな技術を持つ医療専門職が連携して治療やケアに当たることを意味します。

こうしたチーム医療が積極的に進められている病院は、患者さんに寄り添ってがん治療を進めてくれます。また、このような病院のなかには、すい臓がんに関する情報発信と共有を目的とした「すいがん教室」を開催、運営しているところがあります。

がんに関する情報全般については、国立がん研究センターのインターネットサイトにある「がん情報サービス」をご覧ください。

ほかにも、すい臓がんの患者さん家族に向けて、良質な情報を発信しているNPO法人として、ＰａｎＣＡＮ（パンキャン）があります。海外のすい臓がんの治療情報や、家族性すい臓がんについての情報など、最新の話題がホームページ（https://pancan1.org/）に掲載されています。

A

自宅からの距離などの要素も関わってきますが、がん専門病院や、すい臓がんの治療実績を持つ病院などを検索して探すことができます。患者支援団体のＰａｎＣＡＮのホームページも参考にしましょう

Q4
すい臓がんと診断されたら、食事や飲酒、喫煙はどうしたらいいですか

すい臓をいたわる生活習慣を心がけてください。禁煙、禁酒を心がけ、栄養状態に気を配りましょう。

喫煙は、すい臓がんの治療効果を下げるだけでなく、手術後に合併症が起きるリスクを高め、傷の修復にも悪影響があります。

また、抗がん剤を使用した治療時に喫煙すると、心肺に悪影響を及ぼし、肺の病気のリスクを高めるなど、さまざまな弊害を引き起こします。すぐに禁煙に取り組んでください。

アルコールはすい臓に負担をかけるため、基本的に禁酒がすすめられます。

飲酒はすい臓の働きを弱めて消化不良、糖尿病の発症や悪化を引き起こす恐れがありま

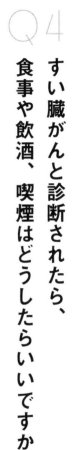

す。肝臓にも負担をかけるため、手術後の経過や抗がん剤の効果に悪影響を及ぼすことがあります。

食生活については、エネルギーや各種栄養素のバランスがとれた食生活が大切です。それができていれば、特に制限はありません。

ただし、すい臓がんの治療によって食事ができなかったり、すい液やホルモンの分泌が減ることによる栄養分の消化吸収の低下、がん細胞によるエネルギー消費の増加などの理由から、栄養状態が悪くなることがあります。

そうなると、体力や抵抗力の低下を招いてしまいますので、病状や治療内容を考慮した栄養分の摂取が大切になります。担当医と相談したうえで、管理栄養士による栄養食事指導を受けることをおすすめします。

A

禁煙、禁酒を心がけ、栄養状態に気を配りましょう。バランスのとれた食生活が大切です

Q5

がんの遺伝が心配なので、遺伝子検査を受けたほうがいいでしょうか

遺伝について心配な場合は、まずかかりつけ医に相談して、場合によっては遺伝カウンセリングを行っている医療機関を紹介してもらうとよいでしょう。

がん診療連携拠点病院や地域がん診療病院に設置されている「がん相談支援センター」では、無料でカウンセリングをしてもらえます。事前に電話や受付で確認してみてください。

ほかにも、国が指定しているがんゲノム医療中核拠点病院、がんゲノム医療拠点病院、がんゲノム医療連携病院に相談を受け付ける窓口が設置されています。

カウンセリングでは、ご自身や家族の状況を説明したうえで、遺伝子検査をしたほうがよいかどうかを決めることになります。

そのうえで、遺伝子検査をするということになれば、がんゲノム医療中核拠点病院などで受けることができます。

遺伝子検査の費用は、特定の遺伝子疾患に対しては保険が適用される場合がありますが、そうでない場合は自由診療になる場合がありますのでご注意ください。

A

まずは、かかりつけ医や、がん専門病院の「がん相談支援センター」などでカウンセリングを受け、遺伝子検査が必要かどうか相談してみましょう

Q6 すい臓がんと診断され心がつらいのですが、どうすればよいでしょうか

すい臓がんと診断された患者さんの多くは、先行きへの不安が募ることで、大きなストレスを抱えてしまいがちです。また、抗がん剤や放射線治療の副作用で、痛みやだるさを感じて気持ちが落ち込むこともあります。

こうした心のつらさは、適切に治療することで改善されることもあります。食欲がない、眠れない、治療費が心配など、気分の落ち込みが続くときは、無理をしないで相談することをおすすめします。

まずは、がん治療の担当医、看護師など、身近な医療スタッフに相談してください。心のつらさが身体的な苦痛に由来するものであれば、すぐに対処してもらうことができます。患者さんをよく知っているスタッフだからこそ、適切なアドバイスが聞けることと思いま

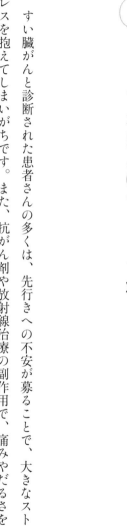

す。

身近な医療スタッフに相談しにくい内容のときは、がん診療連携拠点病院や地域がん診療病院にある「がん相談支援センター」に相談してください。

その病院に通院していない患者さんでも、そのご家族でも無料で利用できます。

その他の病院の「患者相談室」「患者支援室」などの窓口でも、医療ソーシャルワーカー（MSW）に退院後の生活や金銭的な悩みなどについて相談できます。

また、がん治療で生じる心のつらさを扱う専門家として、「精神腫瘍医（精神科医や心療内科医など）」や「心理士（公認心理師や臨床心理士など）」がいます。がん治療を行う病院にはこうした専門家が在籍していますので、担当の医師や看護師に聞いてみてください。

A　がん治療の担当医や看護師、あるいは病院の「がん相談支援センター」「患者支援室」などでぜひ相談してみてください

Q7 インフォームド・コンセントとは何ですか？

インフォームド・コンセントとは、「医師が示した十分な情報をもとにした医師と患者さんとの合意」といった意味の言葉です。

医師が患者さんの病状や治療方針を分かりやすく説明し、それを聞いた患者さんが内容を理解して納得したうえで、医療行為を受けることに同意することをいいます。

治療の選択肢がいくつかある場合は、患者さんは単に同意するだけではなく、どれを選択するかを判断します。

医師と患者さんが話し合う具体的な内容には、「病名と病気の状態」、「診療方針とそれによって期待される結果」、「検査や治療によって生じる可能性のある合併症や後遺症」、「検査や治療にかかるおおよその費用」、「医師が提案する検査や治療に代わる選択肢の有無とその内容」などがあります。

1人で医師と話し合いをするのが不安な場合は、ご家族など信頼できる人に同席してもらうとよいでしょう。

A

医師が示した情報をもとに医師と患者さんが合意することです。患者さんがきちんと納得したうえで医療行為を受けることが大切です

Q8 セカンドオピニオンを受けたいのですが

セカンドオピニオンとは、患者さんが納得のいく治療を選択できるよう、現在の担当医とは異なる医療機関の医師に「第2の意見」を求めることを意味します。

重要なのは、あくまでも現在の担当医のもとで治療を受けることを前提に、別の医師の意見を聞きに行くという点です。

受診の手順としては、まず現在の担当医に「セカンドオピニオンを受けたい」と考えていることを伝え、その理由や疑問点などをよく話し合ってください。

もし、担当医に言い出しにくい場合は、担当医以外の医療スタッフ（看護師、医療ソーシャルワーカー、心理士など）や、がん診療連携拠点病院や地域がん診療病院にある「がん相談支援センター」に相談しましょう。

セカンドオピニオンを受けると決まったら、インターネットで検索するか「がん相談支援センター」に相談して、セカンドオピニオン外来のある病院を探します。セカンドオピニオンの専門外来は、保険が適用されない自由診療となり、その費用は病院によって異なります。

病院が決まったら、窓口に電話をして「セカンドオピニオン外来」の予約をします。その際に、受診方法、費用、相談時間、持参が必要な書類など、必要な手続きについて確認してください。次に、現在の担当医に、紹介状（診療情報提供書）、検査結果のデータを用意してもらいます。

セカンドオピニオンを受けたら、その担当医師から受け取った書類を元の担当医に渡して結果を伝え、治療法の選択についてよく相談しましょう。

A

異なる医療機関の医師に「第2の意見」を求め、治療の選択についてよく相談することが大切です

Q9

緩和ケアとは何ですか？

緩和ケアとは、がんによる心と体の苦痛を和らげるためのケアのことです。がん診療に関わるすべての医療従事者が行っています。

緩和ケアというと、がんの終末期に受けるもの、というイメージがあるようですが、そうではありません。

本来の緩和ケアとは、がんと診断されたときから、同時に受けていくものです。

また、がん治療の影響で、吐き気や痛み、倦怠感などの症状が出ることがよくあります。こうした症状を和らげるのも緩和ケアです。

それだけでなく、患者さん本人や家族の心の不安、つらさなどを和らげるためにも、スタッフがお手伝いします。

がん診療を行う病院には、緩和ケアを行うチームがあり、医師や看護師、薬剤師、栄養士、ソーシャルワーカー、理学療法士などで構成されています。

緩和ケアは、治療を担当する医師や看護師によって行われるのが基本ですが、場合によっては緩和ケアチームが行うこともあります。

入院だけでなく、通院や、自宅でも緩和ケアを受けることができます。

A

がんと診断されたときから、心と体のつらさを和らげるために受けるのが緩和ケアです。病院には緩和ケアのためのチームもあります

Q10

ステント治療とは何ですか？

すい臓がんが進行すると、がんに圧迫されて、すい臓のなかを貫いている胆管が詰まったり、食事の通り道である胃や十二指腸が詰まったりする場合があります。

これによって引き起こされる黄疸や胆管炎、吐き気やおう吐などの症状を緩和する目的で行われるのが「ステント治療」であり、「胆道ステント」と「十二指腸ステント」があります。

胆道ステントは、すい臓のなかを貫いている胆管が、がんによってふさがって、胆汁の流れが滞っているときに使用します。

胆汁の流れが滞ると、白目や皮膚が黄色くなって、皮膚がかゆくなる「黄疸」の症状が出ることがあります。

内視鏡で胆管の出口からプラスチック製のチューブや、細い金属を編んで作られた金属製のチューブを胆管に通すことで、胆汁の滞りを解消することができます。

十二指腸ステントとは、すい臓がんが大きくなり、周囲に広がっていくことで、十二指腸が圧迫されて食物の通りが悪くなっているときに、狭くなっているところに入れる金属製のチューブのことです。

胆道ステントとよく似た形をしていますが、ひとまわり大きく作られています。

十二指腸ステントを入れることで食事の摂取状況がよくなり、体調も良好であれば、抗がん剤の治療は問題なく行えます。しかし、放射線治療は、がんの場所によっては行えない場合があります。

A

「胆道ステント」と「十二指腸ステント」の治療があります。すい臓がんによって胆道や十二指腸がふさがってしまっているときに利用します

Q11

分子標的治療とは何ですか？

分子標的治療とは、分子標的薬という新しいタイプの抗がん剤を使った治療法です。

従来の抗がん剤は、がん細胞の増殖に必要なＤＮＡの複製や細胞分裂を抑えることで、がんを攻撃します。ただ、細胞分裂が頻繁に行われる血液細胞や消化管の粘膜、毛髪、皮膚なども抗がん剤の影響を受けるため、免疫が低下して感染症にかかりやすくなったり、貧血、吐き気、下痢、脱毛などの副作用も起きてしまいます。

近年、研究が進んだことで、がん細胞の増殖や転移に特定のたんぱく質が関わっていることが分かってきました。分子標的薬は、これらのたんぱく質を標的（ターゲット）とすることで、従来の抗がん剤よりも効率よくがん細胞を攻撃できるようになり、副作用も軽くすることができるようになったものです。

すい臓がんで利用できる分子標的薬には「オラパリブ」があります。これは、すい臓がんのなかでも、特に、ＢＲＣＡという遺伝子に変異がある人に効果が期待できます。ただ、分子標的薬も、正常な細胞への影響がまったくないわけではありません。さまざまな副作用があることには注意が必要です。

A

がん細胞の増殖などに関わる特定のたんぱく質を標的として働く、新しいタイプの抗がん剤を利用した治療です。効率よくがん細胞を攻撃します

Q12 免疫チェックポイント阻害薬とは何ですか？

がん細胞は、リンパ球などの免疫細胞からの攻撃を避けるしくみを備えています。免疫チェックポイント阻害薬とは、このしくみを解除して、リンパ球などががん細胞を攻撃できるようにする薬です。

2018年には、免疫チェックポイント阻害薬の開発につながった研究成果を上げた京都大学の本庶佑特別教授が、米テキサス大学のジェームズ・アリソン教授とともに、その功績によりノーベル生理学医学賞を受賞しました。

従来の抗がん剤や分子標的薬では、薬によりがんが縮小しても、時間が経つと効果が薄れて再びがんが大きくなってきてしまいます。一方で、免疫チェックポイント阻害薬を投与した患者さんのなかには、それよりも長期にわたってがんの縮小効果が続く人がいることが分かっています。

免疫チェックポイント阻害薬は、皮膚がんの一種である「悪性黒色腫（メラノーマ）」や、肺がんの一種である「非小細胞肺がん」、腎臓がんなど、さまざまながんで保険が適用されており、その数は年々増えています。

残念ながら現時点では、免疫チェックポイント阻害薬はほとんどのすい臓がんに関しては効果が乏しく、保険適用もされていません。

ただし、すい臓がんのなかでも、「高頻度マイクロサテライト不安定性（ＭＳＩ－Ｈｉｇｈ）」や「高い腫瘍遺伝子変異量（ＴＭＢ－Ｈｉｇｈ）」と呼ばれるタイプには、ペムブロリズマブという免疫チェックポイント阻害薬が効く可能性があり、保険も使えるようになっています。

ＭＳＩ－ＨｉｇｈやＴＭＢ－Ｈｉｇｈと診断される患者さんは、すい臓がんのなかでも１％程度と少ないのが実情です。

また、免疫チェックポイント阻害薬にも副作用があり、リンパ球などが自己の正常な細胞を誤って攻撃し、臓器障害を起こしてしまう場合があります。一部の患者さんでは強い副作用が出ることもあると言われています。

A

がん細胞が免疫細胞から攻撃を避けるしくみを解除することで、治療を行う薬です。効果が長続きする特徴がありますが、すい臓がんではごく一部のタイプでしか利用できません

Q13

現在、研究段階にある新しいすい臓がんの治療法は？

すい臓がんの細胞には、「ＫＲＡＳ」と呼ばれる遺伝子の変異が約90％という高い頻度で見つかることが分かっています。

この遺伝子変異に対する治療薬は、現時点ではありません。しかし、ＫＲＡＳ遺伝子変異のなかでも、「Ｇ１２Ｃ」と呼ばれるタイプの遺伝子変異について、ソトラシブという新しい分子標的薬が開発されています。Ｇ１２Ｃは、すい臓がんのなかでも１％程度です。

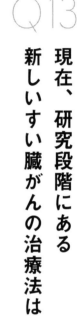

このＧ１２Ｃの遺伝子変異を持つ人にソトラシブを投与したところ、２割程度の患者さんでがんの縮小が見られた、という報告があります。

このほかにも、がん細胞の周りにある「間質」を標的とした治療薬の開発も進められています。

がんは、がん細胞以外にも、コラーゲンなどから構成される組織があります。がん細胞以外の成分は「間質」と呼ばれており、すい臓がんではこの間質が占める割合が多く、そのため抗がん剤が効きにくくなるのではないかと考えられています。

この間質を標的とした治療薬で十分な効果を示したものはまだありませんが、開発が続けられています。

さらに、免疫チェックポイント阻害薬は、単独ではすい臓がんへの効果はありませんが、放射線やほかの薬剤と組み合わせることで効果を引き出せる可能性があり、さまざまな研究が行われています。

A

一部のＫＲＡＳ遺伝子変異に対する分子標的薬や、がん細胞の周りの間質を標的とした治療薬、免疫チェックポイント阻害薬と放射線との組み合わせなどが研究されています

おわりに

成果を上げることができた「日本ならでは」の3つの理由

2007年に産声を上げたすい臓がん早期発見プロジェクト「尾道方式」は、多くの方々の尽力や技術の進歩に支えられて軌道に乗り、「死の宣告」とまでいわれたすい臓がんから生還する患者さんも増えてきました。

本書のなかでも触れましたが、「尾道方式」のこのプロジェクトは日本だからこそ、そして尾道という地方発だからこそ推進できたものだと感じています。

その理由は大きく3つあると思います。

1つ目は、日本ならではの医師会の存在です。「尾道方式」は、地元の医師会や開業医の方々の協力なくしては、ここまで来ることはできなかったと断言できます。

このような病診連携プロジェクトは、私たちのような病院の勤務医と地域で診療をしている開業医の先生方とが、同じ目標に向かって意見を交換しながら進められるかどうかが成功のカギになります。

尾道の場合、多少の紆余曲折はあったものの、医師会という組織のもと、お互いが知恵を出し合いながらプロジェクトをうまく展開させることができました。

私が知る限り、こうしたプロジェクトは世界でも類を見ません。まさに、世界に先駆けて成果を上げることができたと言ってもよいでしょう。

海外の医師とも話をする機会がありますが、特に欧米では勤務医（専門医）と開業医（一般医）に色分けされているため、両者が一緒になって活動することは少ないそうです。

2つ目は、日本の国民皆保険制度です。

血液検査や腹部エコー検査など、日本では精度の高い検査を気軽に受けられるのが大きなアドバンテージです。

そこで病気の疑いがあれば、医師の判断のもと、さらに精密な検査も保険で受けることができます。

ところが、欧米の医療のしくみでは、簡単な検査であっても自己負担になることが多いのです。

「そんな費用を誰が負担してくれるんだ？」と聞かれたことがありますが、「日本では国の保障がある」と答えると、「そんなことにまで保険が効くのか！」と驚かれます。


3つ目は、健康に対する国民の意識です。

日本では、「ちょっと心配だから念のため検査しましょう」と言われて検査をするのは当たり前のようになっています。国民皆保険ですから、どなたも比較的手軽に検査を受ける権利がありますし、病気の可能性があれば念のため検査をすることに何の不思議も感じません。

ところが、海外では必ずしもそうではありません。検査をするだけでも大きな壁があるのです。

たとえば、海外で診断目的の内視鏡検査をするときは、コストが非常に高く、ときに全身麻酔で行う場合もあることをご存じでしょうか。

検査の結果、悪いところが見つかったならまだしも、「正常でした」となった場合は問題です。

日本の患者さんであれば、「何もなくてよかった」と言われることが多いと思いますが、海外の患者さんでは、「きつい思いをさせて高いお金を払わせて、何も見つからなかったとは何事か！」と納得されない場合もあるそうです。

これでは、特に無症状の患者さんに検査を行うことは難しいと言わざるを得ません。

しかし、ステージ0のすい臓がんを診断しようとすると、まだ腹部の症状がない方に対して、合併症のリスクがあるERCPを実施しなくてはなりません。もしそこで合併症として急性すい炎が起きてしまうと、欧米なら大きな問題となる可能性があるかもしれません。

このあたりは国民性の違いもあると思います。日本では、念のため自分の体を調べてほしいという意識が強いからこそ、人間ドックや自治体の検診という制度が発達してきたのでしょう。

日本人には、病気が早く見つかれば治る可能性が高く、検診を早く受ければ治してもらえるという意識があります。

欧米のある先生から、「日本の国民は検査に対する忍容性が高く、素晴らしいと思います」とのコメントをお聞きしたこともあります。

日本では、すでに胃がんや大腸がんなどのがん検診や治療を通じて、早期発見・早期治療が大事であることを国民のみなさまが理解しています。そうした国民的な意識が醸成されていたことが、「尾道方式」で一定の成果を上げられた背景にあったと強く感じています。

一緒にすい臓がんの研究をしている若いアメリカの医師が、私にこっそりと打ち明けたひと言が印象的でした。

「日本がうらやましい。私たちもぜひ、すい臓がんの早期発見プロジェクトを追求して実現したい」

すい臓がんが「怖いがん」でなくなる日がやってくる？

すい臓がんの研究は日進月歩です。早期発見による手術で生存率の向上が実現しつつあるだけでなく、治療法の進歩にも目ざましいものがあります。

今、すい臓がんだけでなく、がん治療で注目されているのが「がんゲノム医療」です。ゲノムという言葉は、近年になってニュースやメディアの記事でもよく取り上げられるようになったので、どこかでお聞きになったことがあるでしょう。

遺伝子をはじめとした遺伝情報全体を意味する言葉であり、いわば細胞の設計図と考えるとよいかもしれません。

そこで、がん細胞のゲノムを検査すれば、がん細胞のどこにどんな変異が起きてがんになったのかが分かり、そのがんの弱点を狙う効果のある抗がん剤を選択できるわけです。

すでに一部のがんの治療には、1つまたはいくつかの遺伝子を調べる「がん遺伝子検査」

が標準治療に取り入れられており、成果を上げています。「がんゲノム医療」は、それをさらに一歩進めたもので、一度に多数の遺伝子を同時に調べる「がん遺伝子パネル検査」によって、その人のがん特有の弱点を見つけて治療を行うという方法です。

現時点（2024年1月）で「がんゲノム医療」の対象となるのは、標準治療がないケースや標準治療が終了したなどの条件を満たす場合に限られており、一部が保険診療の対象として実施されています。

今後は、がんゲノム医療の普及と拡大を目指して、日本全国でがんゲノム医療中核拠点病院、がんゲノム医療拠点病院、がんゲノム医療連携病院が指定されており、全国どこでもがんゲノム医療が受けられるように体制づくりが進められています。

すい臓がんの場合も、がん遺伝子検査やがん遺伝子パネル検査を行うことで、有効な治療法が新たに見つかる可能性があります。近い将来には、こうした検査によって、進行したすい臓がんから救われる患者さんも増えていくことでしょう。

さらに、ゲノム検査によって患者さんの体質を見極めることで、一人ひとりに合わせたいわゆる「オーダーメイド治療」が普及すれば、予後の改善にも大きく寄与すると思います。早期発見とオーダーメイド治療という2軸のどちらもが発展していけば、現在の「怖いがん」というすい臓がんのイメージもやがて薄れていくことでしょう。

なお、本書をお読みになって、すい臓がんの診断や治療についてさらに深く知りたいと思われた方には、『患者・市民のための膵がん診療ガイド　２０２３年版』（金原出版）をおすすめします。

こちらの本は、２０２２年に改訂された最新の『膵癌診療ガイドライン』に準拠し、一般市民のみなさんのすい臓がんに対する理解を深めるために作られたもので、私も作成委員として関わっています。

みんなを代表して保健文化賞を受賞

２０２３年12月、私は、「第75回保健文化賞」を受賞しました。

保健文化賞とは、昭和25年に創設され、保健衛生の向上に取り組む団体や個人を表彰するものです。

厚生労働大臣による表彰をはじめ、多くの団体から感謝状、記念品をいただくとともに、皇居にて両陛下の拝謁を賜り、すい臓がんの早期診断に関する取り組みについて、直接労いのお言葉をいただくことができました。

今回、私は個人としての受賞となりましたが、「尾道方式」に関わってくださったすべての医師やスタッフのみなさんを代表しての受賞だったと思っています。

「尾道方式」は、現在、広島県全域をはじめ、全国50カ所以上に広まっています。多くの方が、「すい臓がんで悲しむ人を1人でも減らしたい」という思いで、日々の活動に携わってくださっています。

今回の保健文化賞の受賞は、同じ思いで活動しているみなさんの励みになると確信しております。

すい臓がんの撲滅を心に誓って医師になり、35年が経過しました。医師になった当時と比べて現在では、この難しいがんに挑戦してくださる若手医師、医療従事者、研究者が本当に多くなり、大変心強く感じます。

また最近では、全国各地から早期診断されたすい臓がんの報告が増加するにつれ、内科系の学会、検診やドック系の学会、専門医の集まる消化器系の学会、消化器内視鏡学会などでも、「すい臓がんの早期診断」に関して多方面からの研究が非常に活発になっており、今後この領域の診療が大きく発展することを心から期待しています。

尾道で灯った小さな「すい臓がん早期診断の取り組み」が大きな輪となって広がり、1人でも多くの患者さんの命が救われることを心から願っております。

拙書が少しでもすい臓がんで悩んでおられる患者さん、ご家族の不安を和らげることに貢献できれば幸いです。

最後になりましたが、現在までの私の研究診療活動を理解し、いつも支えてくれた家族にまず感謝するとともに、プロジェクトの立ち上げをお認めいただいた元・尾道市医師会長の片山壽先生、現・尾道市医師会長の佐々木伸孝先生をはじめとする尾道市医師会のみなさま、行政の面から多大なご協力をいただいている平谷祐宏尾道市長をはじめとする尾道市スタッフのみなさま、広島県下で展開されているＨｉ-ＰＥＡＣＥプロジェクトにお力添えをいただいている広島県、広島県医師会、広島大学の関係者のみなさま、田中信治病院長をはじめとするＪＡ尾道総合病院のスタッフのみなさま、ＪＡ広島厚生連のみなさま、執筆の機会をいただきました日経ＢＰの竹内靖朗氏に感謝申し上げます。

花田敬士

著者略歴

花田敬士（はなだ けいじ）
JA尾道総合病院副院長

広島大学大学院医学系研究科博士課程内科系専攻修了。医学博士。JA尾道総合病院内科部長・内視鏡センター長、広島大学医学部・臨床教授など経て、2021年より現職。すい臓がんの早期発見を目指して「尾道方式」と呼ばれるすい臓がん早期診断プロジェクトを立ち上げ、すい臓がん患者の生存率の向上に取り組んでいる。その功績により、2023年に「第75回保健文化賞」を受賞。

カバーイラスト　髙柳浩太郎
本文イラスト　内山弘隆
校正　円水社

命を守る「すい臓がん」の新常識

2024年3月18日　第1版第1刷発行
2024年4月11日　第1版第2刷発行

著　者	花田敬士
発行者	北方雅人
発　行	株式会社日経BP
発　売	株式会社日経BPマーケティング 〒105-8308　東京都港区虎ノ門4-3-12
装　丁	坂川朱音（朱猫堂）
本文デザイン	坂川朱音＋小木曽杏子（朱猫堂）
編　集	竹内靖朗
編集協力	二村高史
DTP	アーティザンカンパニー
印刷・製本	大日本印刷株式会社

ISBN 978-4-296-20468-7

本書籍に関するお問い合わせ、ご連絡は下記にて承ります。
https://nkbp.jp/booksQA